全国托育行业职业教育"十四五"创新教材

顾 问 丁樱
主 审 秦元梅
总主编 杨英豪

婴幼儿基础照护

（供婴幼儿托育服务与管理专业高职生用）

主编 吕素 都晓 高建

全国百佳图书出版单位
中国中医药出版社
·北京·

图书在版编目（CIP）数据

婴幼儿基础照护 / 杨英豪总主编；吕素，都晓，高
建主编 . -- 北京：中国中医药出版社，2024.6
全国托育行业职业教育"十四五"创新教材
ISBN 978-7-5132-8783-8

Ⅰ . ①婴… Ⅱ . ①杨… ②吕… ③都… ④高… Ⅲ .
①婴幼儿—护理—职业教育—教材 Ⅳ . ① R174

中国国家版本馆 CIP 数据核字 (2024) 第 092254 号

中国中医药出版社出版

北京经济技术开发区科创十三街 31 号院二区 8 号楼
邮政编码　100176
传真　010-64405721
唐山市润丰印务有限公司印刷
各地新华书店经销

开本 787×1092　1/16　印张 7　字数 154 千字
2024 年 6 月第 1 版　2024 年 6 月第 1 次印刷
书号　ISBN 978 - 7 - 5132 - 8783 - 8

定价　49.00 元
网址　www.cptcm.com

服 务 热 线　010-64405510
购 书 热 线　010-89535836
维 权 打 假　010-64405753

微信服务号　zgzyycbs
微商城网址　https://kdt.im/LIdUGr
官 方 微 博　http://e.weibo.com/cptcm
天猫旗舰店网址　https://zgzyycbs.tmall.com

全国托育行业职业教育"十四五"创新教材

《婴幼儿基础照护》编委会

主　编　吕　素　都　晓　高　建

副主编　赵凯璐　王妍炜　吴运畴　杨　飞

编　委（按姓氏笔画排序）

王利芳　王妍炜　吕　素　吕双昕

杨　飞　杨　晴　吴运畴　赵凯璐

姚玉红　都　晓　高　建

序

随着社会的发展和人们生活水平的提高，托育服务已经成为一个重要的民生问题。提高托育服务的质量和水平直接关系到民生福祉，是关乎千家万户的大事，是国家人口战略的重要一环。为此，中共中央、国务院出台了一系列政策法规，如 2021 年 6 月，中共中央、国务院印发了《关于优化生育政策促进人口长期均衡发展的决定》，明确将发展普惠托育服务体系作为积极生育支持措施。

那么，我们应该如何落实好这一重大民生工程呢？在传统的托育服务中，人们往往只关注婴幼儿的日常生活照顾和基础知识传授，而忽略了儿童身心健康和医疗保健的需求。当今社会，千万个家庭希望托育服务能够提供更加全面、专业的医疗服务，实现医育融合。

医育融合，是国家主导的托育方向，也是新时代人民群众的迫切要求。紧跟国家政策，顺应时代呼唤，紧扣医育融合主题，为医疗级托育服务和管理提供智力保障，则是我们卫生健康工作者应该面对的问题。为此，杨英豪教授和他的团队组织编写了以医育融合为特色的全国托育行业职业教育"十四五"创新教材，则是在以实际行动回答和落实这一问题。

作为一名长期从事儿童疾病诊治、健康促进的医疗、教育、科研工作者，我为有这样的教材感到欣慰。这套教材不仅内容丰富、科学实用，而且紧贴实际需求，对于培养优秀医育融合的人才，提高托育服务的质量和水平具有重要的意义。

医育融合是未来托育服务的必然趋势，也是我们肩负的历史使命。我相信，在广大教育工作者和社会各界的共同努力下，一定能够培养出更多具备医学素养、掌握医疗技能、富有爱心和责任心的优秀托育人，为千家万户的儿童提供更好的托育服务。同时，我也希望社会各界在推广使用本套教材的过程中，能够积极探索、勇于创新，将理论知识与实践经验相结合，共同推动我国托育事业的发展和进步。

在这个充满机遇与挑战的时代，让我们携手共进、共同努力，为实现医育融合的托育服务与管理做出应有的贡献！

丁樱

2023 年 8 月于郑州

前　言

党的二十大报告指出："我们深入贯彻以人民为中心的发展思想，在幼有所育、学有所教、劳有所得、病有所医、老有所养、住有所居、弱有所扶上持续用力……建成世界上规模最大的教育体系、社会保障体系、医疗卫生体系……人民群众获得感、幸福感、安全感更加充实、更有保障、更可持续，共同富裕取得新成效。"

幼有所育，离不开优秀的人才。学历教育作为系统化培养人才的摇篮，需要一套专业的培养方案，而高质量的教材是支撑这个培养方案的核心。编写教材首先要立足于行业分类，基于行业大类为人才搭建行业理论结构，再依据行业分工进行能力内容建设。按照教育部专业分类，托育服务与管理属于医药卫生大类。依据这个原则，在人才理论结构上就要按医药卫生原理进行选择，并严格与早期教育等传统误区进行区分，从而进行内容建设。同时本专业在医药卫生大类下归属于健康促进小类，这决定了托育在医药卫生行业的分工，是服务于婴幼儿的健康促进。在这里，又产生了一个内容的定义，就是如何定义婴幼儿健康的内容。

教材编写团队就中华人民共和国成立以来国家卫生健康委员会发布的涉及婴幼儿健康领域的行业标准进行整理。引起我们关注的是 2018 年 4 月开始实施的《0 岁～6 岁儿童发育行为评估量表》，国家已经把婴幼儿智力发育作为健康指标之一，这就要求我们要把生理健康和智力健康的服务能力建设作为教材能力培养的内容之一。完成大量的概念化工作之后，我们基本确定了"以医药卫生大类为底层逻辑""以健康促进能力为培养要求""以身体发育和智力发育为服务内容""以服务能力和管理能力并重为培养目标"的教材编写纲领。

同时，在教材编写与课程设计中，我们坚持立德树人、全面发展，遵循职业教育规律和学生身心发展规律，把培育和践行社会主义核心价值观融入教育教学全过程，关注学生职业生涯，以专业课程衔接为核心，以人才培养模式创新为关键，坚持工学结合、知行合一，强化教育教学的实践性和职业性。在教材编写中，我们引入项目教学、案例教学、情景教学、工作过程导向教学等思维，进行内容结构设计。

最后，我们也关注通识性知识的纳入，特别强调与家庭沟通的技巧和方法、家园共育等方面的内容，这些内容可以帮助学习者更好地了解家庭需求，建立良好的合作关系。我们相信，这些通识性的知识将帮助托育服务提供者更好地应对多样化的需求和挑战。

在此，我们由衷地感谢所有参与编写此系列教材的专家和学者们！感谢国医大师、儿科专家丁樱教授担任本教材顾问！感谢王艳华教授、郝义彬教授、秦元梅教授担任本系列教材主审！正是他们的辛勤工作和无私奉献，使得本系列教材得以付印。同时，我们也要感谢国家卫生健康委员会、教育部等相关部门对托育服务与管理的重视和支持。正是有了这样的支持，我们才有动力为托育行业的发展做出更大努力。

最后，我们衷心希望这套教材能够为托育服务与管理领域的学习者提供有益的帮助。希望每位学习者在这套教材的引领下，能够不断提升自己的专业素养和能力水平，为托育行业的持续发展和进步做出积极的努力，为婴幼儿的健康和发展贡献自己的力量！

全国托育行业职业教育"十四五"创新教材编委会

2023 年 8 月

编写说明

2022 年，《国家卫生健康委办公厅关于印发 3 岁以下婴幼儿健康养育照护指南（试行）的通知》发布，为婴幼儿的健康照护指出了方向。婴幼儿时期，作为儿童生长发育的关键阶段，体格和智力发展迅速。提供适当的养育照护和健康管理，不仅有利于孩子在运动、语言、适应能力和社会交往等方面的全面发展，还能为孩子未来的健康成长打下坚实的基础，并有助于预防成年期的多种慢性疾病的发生，如心脑血管病、糖尿病、抑郁症等。

《婴幼儿基础照护》共分为七章，包括绪论、依恋理论、婴幼儿生理照护、婴幼儿生活照护、婴幼儿家庭照护、婴幼儿户外照护、婴幼儿免疫与规划。其中，依恋理论作为婴幼儿基础照护的核心理论，教材从生物学角度深入探讨了依恋理论的基本原理、婴幼儿与照护者之间依恋关系的形成及其对儿童未来发展的影响，通过案例分析引导婴幼儿托育从业者理解依恋关系在婴幼儿照护中的关键作用。其后几个章节通过实践技巧和操作指导，帮助托育从业者掌握科学、全面的婴幼儿照护方法。

本教材在内容结构、组织和习题编排等方面进行了创新，每章节加上了思维导图，引导学生深入理解和应用核心知识点，增强其探索性思维和综合素养，以期培养出能够科学全面照护婴幼儿的托育人才。

本教材编者由医药院校、医疗机构、托育机构及相关领域一线从业人员组成。但由于我们水平有限，书中难免有不足之处，恳切希望同仁和读者在使用过程中提出宝贵意见，以便再版时修正。

《婴幼儿基础照护》编委会
2024 年 3 月

目　录

第一章 绪 论

第一节 婴幼儿基础照护的课程地位和范围

在托育体系中,婴幼儿基础照护无疑是重中之重的核心课程。这不仅因为它构成了整个学科的基础,更在于它为学生提供了托育工作中所需的基本知识和技能。通过深入学习这门课程,学生可以掌握托育从业者日常实践中的实用技巧和方法,为未来的职业生涯铺设坚实的基石。

一、婴幼儿基础照护的课程地位

婴幼儿基础照护是婴幼儿托育服务与管理专业基础课,是婴幼儿托育服务与管理专业课程体系中最重要的课程之一,在婴幼儿托育服务与管理专业学习中占有非常重要的地位。其内容包括实际照护工作中最常用的基本知识与基本技能。

二、婴幼儿基础照护的范围

婴幼儿基础照护对象为身心处在不断发展中的 0～3 岁婴幼儿。婴幼儿基础照护的内容非常广泛,凡涉及日常生活照料、健康促进等问题的都属于基础照护范围,包括身体清洁、睡眠、喂养、大小便、计划免疫等。婴幼儿基础照护与儿科学、护理学、营养学等多门学科有着紧密的联系。

知识拓展

婴幼儿照护的基本原则

家庭为主，托育补充。人类的社会化进程始于家庭，儿童监护抚养是父母的法定责任和义务，家庭对婴幼儿照护负主体责任。发展婴幼儿照护服务的重点是为家庭提供科学养育指导，并对确有照护困难的家庭或婴幼儿提供必要的服务。

政策引导，普惠优先。将婴幼儿照护服务纳入经济社会发展规划，加快完善相关政策，强化政策引导和统筹引领，充分调动社会力量积极性，大力推动婴幼儿照护服务发展，优先支持普惠性婴幼儿照护服务机构。

安全健康，科学规范。按照儿童优先的原则，最大限度地保护婴幼儿，确保婴幼儿的安全和健康。遵循婴幼儿成长特点和规律，促进婴幼儿在身体发育、动作、语言、认知、情感与社会性等方面的全面发展。

属地管理，分类指导。在地方政府的领导下，从实际出发，综合考虑城乡、区域发展特点，根据经济社会发展水平、工作基础和群众需求，有针对性地开展婴幼儿照护服务。

第二节　婴幼儿基础照护的发展

婴幼儿照护服务从被高度重视到逐渐处于弱势地位再到重新引起高度重视，历经了"大起大落"式的发展，现在重新回到政策视野，并逐渐进入政策提升阶段。根据婴幼儿照护服务的定位和特点，可将婴幼照护服务政策的发展历程分为管控与福利化的政策起步阶段、回归于家庭化的政策停滞阶段、规范与重构化的政策恢复阶段、开放与社会化的政策发展阶段以及普惠与协同化的政策提升阶段。

一、政策起步阶段：婴幼儿照护服务管控与福利化（1949—1986年）

政策起步之初，《中华人民共和国劳动保险条例》（1951年）明确了各企业办理托儿所等集体劳动保险事业的相关事宜，婴幼儿照护成为企业附设的集体福利化事业。但由于时代背景因素，在此后相当长的一段时间内，国家层面并未出台婴幼儿照护服务相关的政策法规，但延续了计划经济体制下对学前教育福利的定位，强调学前教育的福利性和公共性。

总体来看，政策起步阶段的婴幼儿照护服务主要存在以下特点。第一，坚持福利属性。这一时期婴幼儿照护服务属于国家福利性质的准公共产品，由国家直属和分管单位进行管控，在社会主义建设初期较好地帮助了妇女处理家庭与工作之间的矛盾。第二，明确主管部门。该时期婴幼儿照护服务政策多为共同发文，不同部门之间的职能得到了有效发挥，尤其是全国托幼工作领导机构及其办事机构的成立为托幼事业的发展提供了强有力的助推。

二、政策停滞阶段：婴幼儿照护服务回归与家庭化（1987—2000 年）

随着我国经济体制改革带来的单位福利制度的瓦解，企业和机关办的托儿所逐渐萎缩甚至消失，儿童照护的场所与责任回归家庭，婴幼儿照护服务逐渐疏离政策视野。同时市场经济化改革给托育服务政策带来的变化，既有局部突变的情况，又有渐进式的演变。改革开放带来了大量就业机会，婴幼儿照护责任的回归吸引着社会力量进入托育市场，一种新型照护类型开始出现。

三、政策恢复阶段：婴幼儿照护服务规范与重构化（2001—2009 年）

我国自实行以市场为导向的经济改革以来，婴幼儿照护服务政策再一次随着社会的发展而发生变革，呈现出趋于社会化、市场化及民营化的演进特征。政策恢复时期婴幼儿照护服务体现了"重市场、轻公益""重社会，轻政府"的政策理念取向。婴幼儿照护服务逐渐向开放与社会化的办学方式过渡，社会力量的进入为托育事业的发展注入了新鲜血液，提高了婴幼儿照护服务的资源配置效率。

四、政策发展阶段：婴幼儿照护服务开放与社会化（2010—2018 年）

2010 年是学前教育发展的重要转折点，涌现出一大批具有规划性质的婴幼儿照护服务政策和文件。这一时期婴幼儿照护服务政策在理念上发生了巨大转变，主要表现在国家开始出台专门化婴幼儿照护服务政策以促进其专业化发展。"0～3 岁婴幼儿照护服务"拥有专属的政策话语体系，婴幼儿照护服务不再附属于"早期教育"，也与"托儿所"等侧重保育场所的机构厘清了界限，政策规范性不断增强。

五、政策提升阶段：婴幼儿照护服务普惠与协同化（2019 年至今）

随着婴幼儿照护需求的不断增长，国家针对婴幼儿照护服务发展的政策相继出台，为托育事业的发展提供了重要的战略机遇。2019 年被业界誉为"托育元年"，标志着托育事业的重要起点。为扎实推进婴幼儿照护服务工作，国家采取了一系列措施，包括积极构建婴幼儿照护服务体系，探索推进婴幼儿照护服务事业发展的合理化路径。我们的目标是在多层面的努力下，建立起多元化、多样化、覆盖城乡的婴幼儿照护服务体系，以促进婴幼儿照护服务的规范化发展。

第三节 婴幼儿基础照护的特点

婴幼儿处于不断的生长发育过程中，其解剖、免疫、照护等各方面与其他年龄段儿童有很大的差别，日常照护、健康促进、安全防护各方面也均有其特点，年龄越小，与其他年龄段儿童的差别越大。因此，托育从业者掌握婴幼儿的发育特点是非常重要的。

一、解剖特点

不同年龄阶段的婴幼儿其身体各部分所占比例不同。婴儿（尤其是新生儿）头部相对较大，也较重，而颈部肌肉和颈椎发育相对较差，因此怀抱婴儿时应注意保护其头部；婴幼儿骨骼比较柔软，若长期受外力的影响则容易变形，应避免肢体受压或过早进行肢体负重；婴儿由于贲门括约肌发育较差，幽门括约肌发育良好，易出现溢乳和呕吐，因此吃奶后应将婴儿竖抱，轻拍背部，帮助空气排出。

二、发展特点

在婴幼儿的关键成长期，我们需要积极与婴幼儿进行语言交流，通过各种活动如唱歌、讲故事和游戏，来刺激他们的语言和运动能力的进步。同时，培养婴幼儿的良好行为习惯和生活自理能力也是至关重要的。由于婴幼儿的大脑发育尚未完全成熟，其思维方式与学龄前期和学龄期儿童存在显著差异，因此在照护工作中，我们需要深入了解不同年龄阶段婴幼儿的身心发展特点，采取相应的照护措施，以确保照护工作的顺利进行，并促进婴幼儿的健康成长。

三、免疫特点

婴幼儿的免疫器官及其功能均未发育成熟，皮肤、黏膜娇嫩，淋巴系统发育未成熟，体液免疫与细胞免疫不健全，防御能力低下，易患各种感染。新生儿出生时可以从母体内获得免疫球蛋白G（IgG），在出生后6个月内对某些传染病如麻疹、白喉有一定的免疫力。但在6个月以后，其从母体获得的IgG逐渐消失，而自身合成的IgG尚不足，易被传染疾病。机体在婴幼儿时期免疫球蛋白A（IgA）缺乏，局部分泌型IgA（SIgA）不足，易患胃肠道感染和呼吸道感染。新生儿体内免疫球蛋白M（IgM）含量很低，极易被革兰氏阴性杆菌感染。因此做好婴幼儿的计划免疫和体格锻炼在基础照护中特别重要。

四、照护特点

婴幼儿自身的特点决定了婴幼儿基础照护工作具有其特殊性，因此在照护工作中必须有针对性地采取照护措施。如婴幼儿年龄越小，其对父母的依赖性越大，入托后，托育机构陌生的环境、陌生的照顾者会给婴幼儿造成很大的精神负担，使其极易产生恐惧状态。这就要求托育机构的室内设置尽量充满童趣，消除婴幼儿的陌生感。在照护工作中，托育从业者要与婴幼儿多沟通、交流，多关爱婴幼儿，与之建立良好的关系。

思考题

作为托育服务与管理专业的学生，未来将从事托育相关工作，你觉得应当具备哪些的婴幼儿基础照护的能力？

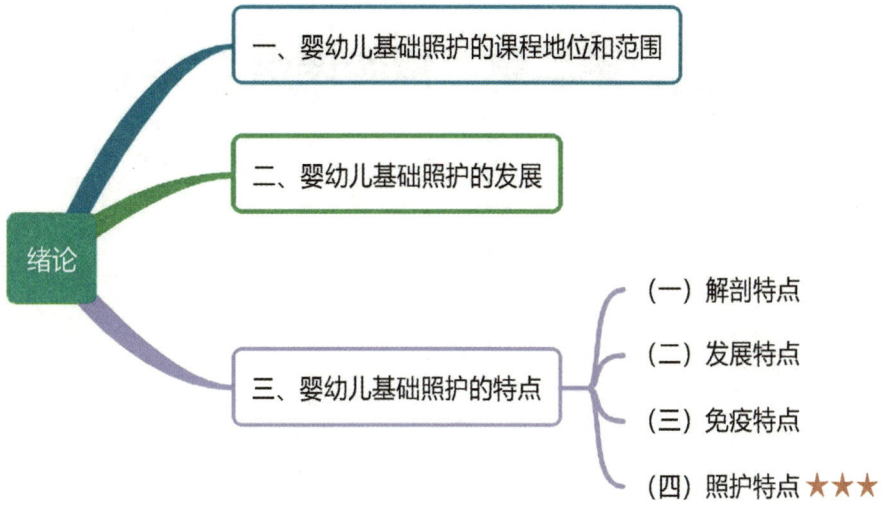

第二章　依恋理论

【学习目标】

知识目标：

1. 掌握依恋理论的概念。
2. 掌握影响婴幼儿依恋关系的主体。
3. 根据婴幼儿依恋关系的主体不同，掌握相关婴幼儿照护技能。

能力目标：

能熟练运用依恋理论，指导实施科学照护。

素质目标：

具有人文关怀素质，能够通过婴幼儿的依恋关系主体，及时做出反应。

一、依恋理论的概念

本书探讨的依恋理论基于生物学视角，主要聚焦于环境、温度、饮食和互利共生这四大主体。在这个框架下，依恋被视为生物发展中的一个关键因素，它体现为随时间逐渐形成的情感联系、纽带或持久关系。这种关系显著地存在于婴幼儿与成人之间，通常是他们最初且最为重要的社交联系之一。依恋关系的质量不仅对儿童个性和社会能力的发展至关重要，而且对他们未来的同伴关系和人际交往也有显著影响。

二、依恋理论的四大主体

依恋具有生物学的基础，是生物学上所指的本能反应，它是人类长期进化的结果。发育生物学研究显示，生物体的发育与依恋受环境、温度、饮食、互利共生的影响。

（一）环境

环境因素在依恋行为的形成中扮演重要角色。动物，包括人类，在资源充足、稳定的环境中，倾向于发展更强的依恋关系。例如，当食物和庇护丰富时，亲代能更好地照顾后代，从而增强母婴间的依恋。相反，在不稳定或恶劣的环境中，依恋行为可能更为多变，以适应快速变化的条件。

从脑科学角度看，环境对依恋的影响可以通过其对大脑发展和激素水平的影响来理解。安全和支持性的环境可以促进大脑中与情感和社会行为相关区域的健康发展，如前额叶和杏仁核。这些大脑区域对于处理情绪反应、社会互动和依恋行为至关重要。此外，积极的环境可以降低应激激素（如皮质醇）的水平，而提高与情感正面反应相关的激素（如催产素）的分泌，从而促进安全依恋的形成。一个积极的成长环境可以促进这些区域的健康发展，增强个体处理压力的能力，并促进社交技能的学习。

环境的稳定性和安全性对婴幼儿的依恋发展至关重要。例如，研究表明，在经历了自然灾害或家庭动荡的儿童中，那些在灾后能够快速恢复稳定生活环境的儿童，比长期处于不稳定环境中的儿童更能建立正向依恋。这是因为稳定的环境为婴幼儿提供了一个可预测的生活模式，减少了焦虑，增强了他们对照护者的信任。

（二）温度

温度对生物体的行为和生理状态有显著影响。例如，在低温环境中，亲子间的紧密身体接触有助于保持体温，这可能促进依恋行为的发展。另外，温度对某些物种的性别有重要影响，如海龟。由此推理，温度有可能间接影响婴幼儿的社交和依恋模式。

从脑科学角度看，舒适的温度对婴幼儿大脑的情绪中心——杏仁核的影响尤为重要。调温系统尚未完全发育，适宜的环境温度有助于降低应激反应，减少皮质醇（一种应激激素）的产生，减少婴幼儿的生理压力，增加与照护者之间的亲密接触，从而促进情绪稳定和增强技能的习得，同时促进依恋关系的建立。

适宜的室内温度对于促进婴幼儿与照护者之间的亲密接触非常重要。例如，在寒冷的季节里，保持室内温暖可以鼓励亲子间更多的肢体接触和拥抱，这种肢体的亲密接触是建立依恋的重要方式。在一个舒适的温度下，婴幼儿更容易保持平静和放松的状态，有利于亲子间的互动和沟通。

（三）饮食

充足的营养对婴幼儿的成长至关重要，这直接影响依恋行为的形成。良好的营养状况使得亲代能够提供更多的照顾，促进依恋关系的建立。同时，食物的可获得性会影响亲代对后代的投资策略，从而间接影响依恋行为的强度和性质。

从脑科学角度看，营养丰富的饮食对大脑的发展至关重要，特别是在婴幼儿期。特定的营养素，如 ω-3 脂肪酸，对于神经元的发育和大脑的健康功能至关重要，包括与记忆、情绪调节相关的神经通路的建立。良好的饮食习惯有助于优化大脑的认知功能和情绪调节能力。

良好的饮食习惯从婴幼儿时期开始就对依恋关系有着重要影响。以母乳喂养为例，其不仅提供最佳营养，还是建立母婴依恋的重要方式。母乳喂养期间的肢体接触和眼神交流有助于增强母婴间的情感联系。再如，家庭共餐也是一个重要的亲子互动时刻，通过共同的餐桌体验，婴幼儿学习社交技能，感受到家庭的温暖和归属感。

（四）互利共生

互利共生关系是自然界中常见的现象，它展示了生物间相互依赖的复杂关系。例如埃及燕鸻和尼罗鳄之间的关系，尽管尼罗鳄将大多数鸟类视为自己的食物，但它却能让燕鸻在身体上走动，以它身体上的有害寄生物为食。在这种互益的关系中，鸟获取了食物，而鳄鱼摆脱了寄生物。在某种程度上，人类和其他动物的依恋行为相似，说明依恋可能是一种广泛存在于自然界的生物学策略。

从脑科学角度看互利共生关系，如母乳喂养，母乳中含有抗体和其他免疫因子，可以帮助婴儿抵抗疾病，促进婴儿健康成长。而婴幼儿在吮吸过程中产生的肢体接触和眼神交流会激发母亲的积极情绪，增强母子之间的情感联结。这些互动触发催产素等神经递质的释放，不仅有助于加强母婴间的情感联系，促进婴儿大脑社交区域的健康发展，还可以促进母亲子宫的恢复。

互利共生不仅体现在婴幼儿与照护者之间的生理和情感需求满足上，还体现在照护者对这种关系的依恋上。例如，父母在照护婴幼儿的过程中获得的情感满足和成就感，可以增强他们与孩子之间的依恋。照护者通过与婴幼儿的互动，比如回应婴幼儿的微笑、拥抱和抚摸，不仅促进了婴幼儿的健康成长，也满足了照护者的情感需求，形成了一种双向的依恋关系。

托育案例

一个名叫莉莉的新手妈妈，起初女儿经常哭闹。经过学习依恋理论，莉莉每天都会花时间抱着她的女儿，轻轻地抚摸她的背部，同时维持舒适的室温，确保这个亲密时刻既温暖又舒适。同时，她通过皮肤对皮肤的接触来增强与女儿之间的依恋。通过这些方式，莉莉的女儿展现出更多的平静和满足的行为，哭闹的频率也有所下降。莉莉自己也感到与女儿更加亲密，发现自己在照护过程中获得了巨大的情感满足和安慰。

此案例展示了通过生理学方式（如肢体接触和温度调节）促进依恋关系的重要性，同时也强调了互利共生在母婴依恋中的作用。莉莉通过满足女儿的基本生理和情感需求，不仅促进了女儿的健康成长，也加深了双方的情感联系，这是一个典型的互利共生关系。

在互利共生方面，照护者的依恋也是不可忽视的。照护者在为婴幼儿提供关爱和保护的同时，也从中获得了满足和快乐。这种情感反馈进一步强化了照护者的照护行为，形成了一个正向循环。例如，当父母回应婴幼儿的微笑和咯咯笑声时，他们不仅满足了婴幼儿的情感需求，同时也感受到了作为父母的喜悦和成就感，这种情感的正反馈进一步加深了他们对照护角色的依恋。

通过这种方式，依恋理论的四大主体不仅涉及婴幼儿和照护者之间的生理和情感互动，也包括照护者自身情感需求的满足，以及这种满足如何反过来促进婴幼儿依恋关系的发展。这些互动和反馈机制在生理和情感层面上支持了依恋理论的核心观点，即通过满足婴幼儿的生理和情感需求来促进健康的依恋关系，这种关系对婴幼儿的整体发展至关重要。

三、影响依恋关系的方式

（一）积极因素

1. 亲密接触

亲密接触（图 2-1），如拥抱和抚摸，可以刺激婴幼儿大脑中催产素的释放，这种被称为"爱的激素"的物质，有助于增强母婴之间的情感联系，同时促进婴幼儿的情绪稳定和社会能力的发展。

研究发现，经常被父母拥抱的婴幼儿，在面对新环境时表现出更少的焦虑和更快的适应能力，显示出正向依恋的特征。

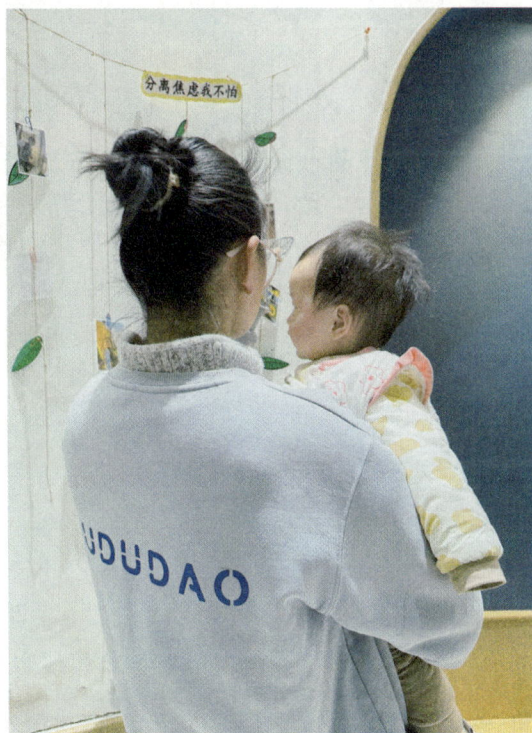

图 2-1　亲密接触

2. 回应与互动指导

积极的互动和回应可以促进婴幼儿大脑的神经网络发展，特别是那些涉及语言和社交互动的区域。这种早期的大脑发展对儿童的认知能力和社会技能至关重要。

父母通过参与婴幼儿的游戏活动，如简单的追逐游戏或者使用玩具进行互动，可以显著提高儿童的语言能力和社会互动能力。

3. 母乳喂养

母乳喂养不仅提供最适合婴幼儿生长的营养，还涉及大量的肢体接触和情感交流，这有助于建立强烈的母婴依恋。母乳中的成分还可以帮助婴儿的免疫系统发展，降低未来健康问题的风险。

研究表明，定期进行母乳喂养的婴儿，在长大后往往展现出更高的情感安全感和社交能力。

（二）中性因素

环境是影响依恋关系的因素之一。婴幼儿对新环境的适应能力取决于他们与照护者之间已建立的正向依恋关系的强度。一个稳定和支持性的环境可以帮助婴幼儿更好地应对新的挑战和变化（图2-2）。

例如，当因为搬家或父母工作变动而家庭环境发生改变时，婴幼儿如果在早期与照护者建立了强烈的依恋关系，他们通常能够更快地适应新环境。

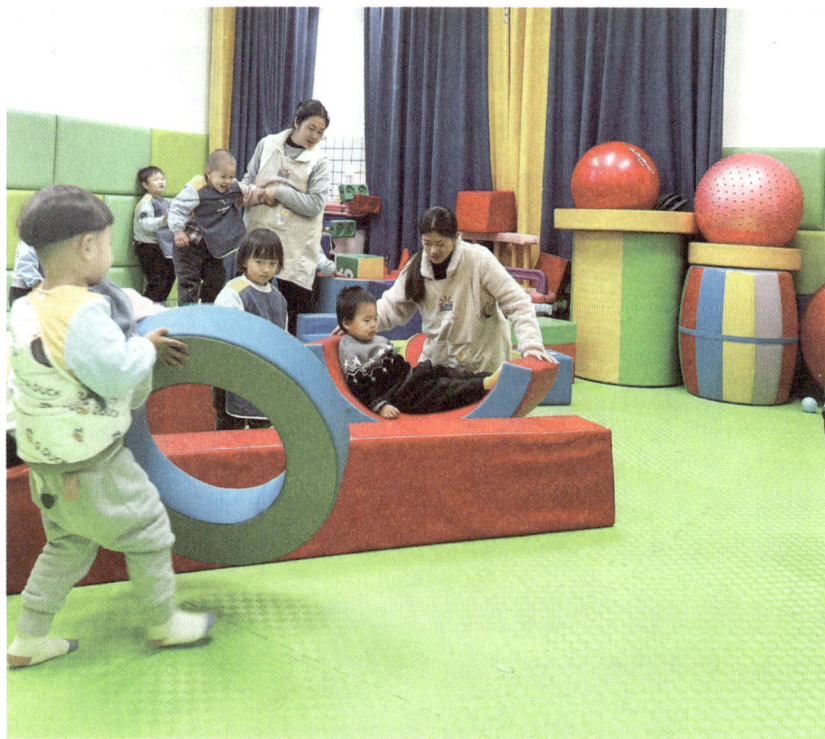

图 2-2　托育环境

（三）消极因素

1. 人工喂养

与母乳喂养相比，人工喂养可能缺乏与婴幼儿进行密切肢体接触和情感交流的机会，这可能影响母婴依恋关系的形成。

研究表明，人工喂养的婴儿相较于母乳喂养的婴儿，在情感调节和应对压力方面可能面临更多挑战。

2. 冷处理负性情绪

婴幼儿在处理负性情绪时依赖于照护者的反应和支持。照护者的冷静和理解态度对婴幼儿大脑的情绪调节区域，特别是前额叶的发展至关重要。适当的反应不仅可以帮助婴幼儿学习如何有效管理情绪，还能加强与照护者的依恋关系。相反，忽视或者冷处理婴幼儿的负性情绪，将会破坏婴幼儿与照护者的依恋关系。

知识拓展

正确处理幼儿负性情绪的办法

保持冷静：从神经科学角度来看，成人的冷静反应模型对幼儿大脑的镜像神经系统有正面影响。幼儿的大脑正在学习如何通过观察成人的行为来调节自己的情绪反应。冷静的处理方式可以促进幼儿大脑前额叶皮层的发展，这是负责情绪调节和自我控制的关键区域。

给予关爱和包容：关爱和包容能够激发幼儿大脑中催产素和多巴胺的分泌，这两种神经递质与情感联结和愉悦感受有关。这种正向的情感体验对于促进大脑的社会化神经路径发展非常重要，有助于孩子建立安全依恋和积极的人际互动模式。

引导幼儿表达情绪：引导幼儿以健康的方式表达情绪，有助于其大脑的情绪调节网络的成熟，特别是与言语表达和情绪认知相关的大脑区域，如颞叶和额叶。这种引导有助于孩子在未来的生活中能更有效地处理复杂的情感和社交场景。

避免正面冲突：避免正面冲突并给予孩子冷静下来的空间，可以减少幼儿大脑中应激反应的触发。从长期来看，这种策略有助于孩子学会更有效的自我调节策略，避免过度依赖外部干预来管理自己的情绪。

寻找合适的时间和地点解决问题：在幼儿情绪稳定之后与之交流，可以更有效地促进大脑中负责理解和学习区域的活动，比如海马体和前额叶皮层。这种方法鼓励孩子在情绪平静时思考和学习，从而在未来遇到相似情境时能够更好地应对。

案例：小明在超市大声哭闹要买玩具。他的母亲决定采取上述策略：她先是深呼吸保持冷静，然后轻声地对小明说，他们现在无法购买玩具，但她理解他的失望。母亲提议他们一起去看看书籍区，分散他的注意力。这时，小明的情绪逐渐平静下来。回家后，当两个人都冷静时，母亲再次讨论了这件事，解释为什么不能每次都买玩具，并鼓励小明表达自己的感受而不是哭闹。这种处理方式不仅在短期内有效缓解了情绪冲突，而且从长期来看有助于小明学习情绪自我调节，促进他的智力发展，同时加强了母子间的信任和理解，为建立正向依恋关系打下了基础。

3. 温度不适宜

适宜的温度对婴幼儿的生理舒适和情绪稳定非常重要。过高或过低的温度会影响婴幼儿的睡眠质量和情绪状态，这可能间接影响婴幼儿与照护者之间的互动质量和依恋关系的建立。

例如，在一个过热的房间中，一个婴儿表现出烦躁不安和频繁哭泣的行为，导致母亲感到压力和挑战。通过调整室温到一个更舒适的水平，婴儿变得更加平静和容易安慰，母亲和婴儿之间的互动也因此变得更加积极和愉悦。

由此可见，在与婴幼儿建立正向依恋关系的过程中，为婴幼儿提供稳定、支持性的环境，如适宜的温度、良好的饮食习惯及积极的互动指导具有重要意义。这些因素解释了对婴幼儿大脑发育和健康的影响，托育从业者可以更有意识地采取措施，促进婴幼儿的健康成长和正向依恋的形成。

思考题

一、单选题

1. 依恋理论的主体不包括（　　　）。

　A. 环境　　　　　B. 温度　　　　　C. 互利共生　　　　　D. 游戏

2. 处理幼儿负性情绪的方法不包括（　　　）。

　A. 大声呵斥　　　　　　　　B. 给予关爱和包容

　C. 避免正面冲突　　　　　　D. 引导幼儿表达情绪

二、判断题

1. 提高婴幼儿依恋可采用人工喂养。（　　　　）

2. 忽视或者冷处理婴幼儿的负性情绪对依恋关系培养无影响。（　　　　）

3. 依恋关系的四大主体包括环境、温度、饮食、互利共生。（　　　　）

三、简答题

请用依恋理论来解释并解决下面现象：

在一个炎热的房间中，一个婴儿表现出烦躁不安和频繁哭泣的行为，导致母亲感到压力和挑战，她也变得焦躁不安，大声呵斥婴儿，近乎崩溃。

参考答案

一、单选题

1. D　2. A

二、判断题

1. 错误　2. 错误　3. 正确

三、简答题

温度、环境、互利共生、饮食对依恋关系的影响，从正反两方面分析。

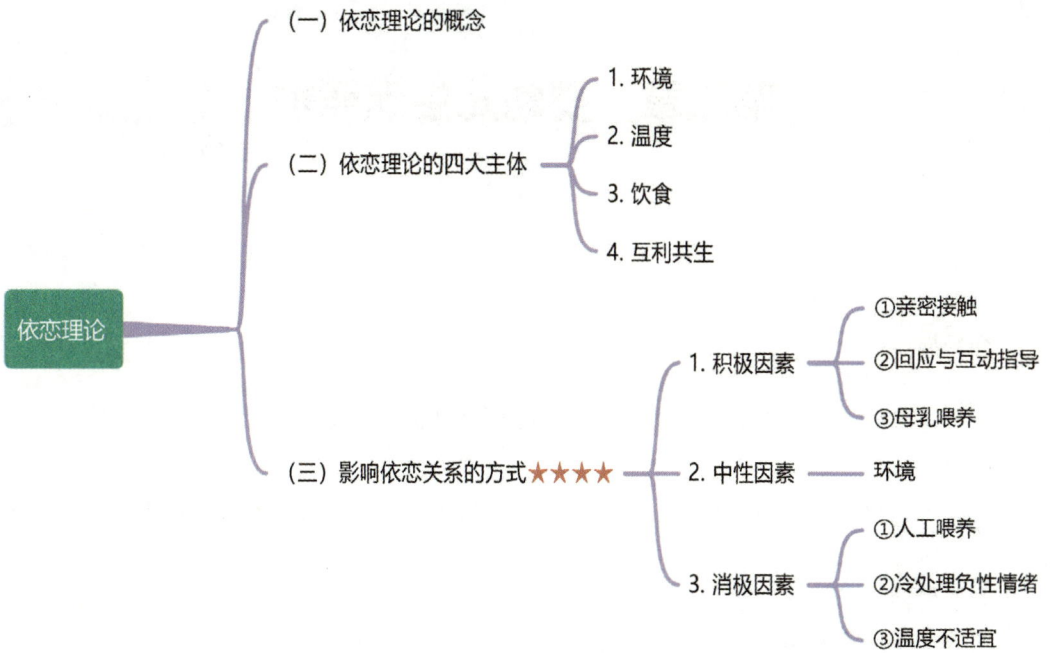

第三章　婴幼儿生理照护

【学习目标】

知识目标：

1. 熟悉婴幼儿口腔照护、眼部照护、生殖器官照护的概念。
2. 掌握婴幼儿口腔照护、眼部照护、生殖器官照护的方法。

能力目标：

能熟练进行婴幼儿口腔照护、眼部照护、生殖器官照护，使婴幼儿保持身体清洁与健康，并能指导家长。

素质目标：

具备发现问题和解决问题的能力素质，具备耐心与责任心。

案例导入

童童，1岁半，具有奶睡的习惯，喜欢含着乳头睡觉。近日托育师发现童童上门牙及旁边4颗牙已经被腐蚀一半，变成黄黑色。

请思考：

1. 童童的牙齿发生了什么情况？
2. 请简述发生此种情况的原因与危害。

第一节　婴幼儿口腔照护

一、口腔清洁的概念

口腔清洁是指用刷牙、漱口、牙线、洗牙等方式对口腔进行清洁，是维护口腔健康的重要方式。婴幼儿口腔清洁非常重要，有利于保护口腔黏膜，避免病从口入，从而有效地预防疱疹性口炎、鹅口疮等口腔疾病。

二、婴幼儿口腔发育及特点

（一）口腔黏膜的特点

婴幼儿的口腔黏膜柔嫩且较干燥，血管丰富，唾液腺发育不够完善，唾液分泌较少，如果护理不当，不仅易发生口腔疾病，也可能导致消化道疾病和全身性疾病，损害健康。3～4个月时婴儿唾液分泌开始增加，5～6个月时明显增多，但由于口底浅，又不能及时吞咽所分泌的全部唾液，因此常发生生理性流涎。

（二）乳牙萌出的特点

婴幼儿一般在4～10个月乳牙开始萌出，2岁至2岁半出齐，13个月后仍未出牙者可视为异常。

出牙是一个生理过程，个别婴幼儿会伴有不适，如低热、短暂的睡眠不安、流涎等。佝偻病、营养不良、甲状腺功能减退症、21-三体综合征等婴幼儿出牙延迟，牙质欠佳。

三、婴幼儿常见的口腔疾病

（一）龋病

龋病又名虫牙，是最常见的婴幼儿口腔疾病。其属于细菌感染性疾病，病原体多为变形链球菌和乳酸杆菌。致龋菌附着在牙面上，利用碳水化合物中的糖产酸，使牙齿脱矿导致龋坏，可继发牙髓炎和牙周炎，甚至形成龋洞，最终牙冠被完全破坏而消失，阻碍发音、咀嚼等功能发育，同时也影响美观。

1. 龋齿

龋齿（图3-1）俗称蛀牙或虫牙，是牙体组织被龋蚀，逐渐毁坏崩解，形成龋洞的一种口腔疾病，是口腔的常见病和多发病。龋齿的发生是由细菌、食物、牙齿、时间这四类因素共同作用引起的。

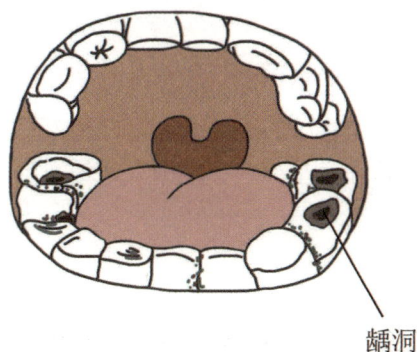

龋洞

图3-1 龋齿

（1）细菌：人的口腔中有很多能够引起龋齿的细菌，如变形链球菌、放线菌、乳酸杆菌等。它们黏附在牙齿表面形成薄膜，通常称为牙菌斑。这些细菌利用残存的食物分解、发酵产生有害牙齿的化学物质，使牙齿遭到破坏形成龋洞。

（2）食物：食物中的碳水化合物，特别是含有蔗糖的食物，很容易被细菌利用，产生对牙齿有害的物质。

（3）牙齿：牙齿发育钙化的程度和形态结构与龋齿的发生有直接的关系。牙齿钙化程度低，表面凹凸不平，排列不整齐，就容易积存食物，食物的残渣也很难被清除干净。

（4）时间：细菌利用残存在口腔的食物分解、发酵，产生对牙齿有害的化学物质，使牙齿遭到破坏，都需要经过一定的时间。

2. 奶瓶龋

奶瓶龋又名哺乳龋，是由婴幼儿睡眠时不断吸吮奶瓶而造成的龋齿，表现为上颌乳切牙（即门牙）的唇侧面，以及邻面的大面积龋坏，牙齿患龋病后不能自愈。

奶瓶龋的发生主要与以下几个因素有关。

（1）长期用奶瓶人工喂养，瓶塞贴附于上颌乳前牙。

（2）用奶瓶喂孩子牛奶、砂糖、果汁等易产酸发酵的饮料。

（3）婴幼儿乳牙萌出不久，乳牙的牙质薄、矿化程度差，表面结构不成熟，其抗龋力弱。

（4）人工喂养时，婴幼儿哺乳时的吸吮动作不如母乳喂养者活跃。

（5）有的婴幼儿喜欢长时间叼着奶瓶或含着奶瓶睡觉，而当婴幼儿入睡后，唾液分泌减少或停止，吞咽功能减弱。

奶瓶龋初期表现不易引起家长的注意，主要是在上颌乳切牙唇面的牙颈部形成一条白垩色脱矿带。随着龋蚀的发展，这条脱矿带的颜色越来越深，范围越来越大，环绕着牙齿，使牙硬组织剥脱，最后变成圆锥状，甚至形成残根。这样，不仅使乳牙的切割功能大大降低，而且随着病变的加重，会引起牙髓及牙根尖病变，这时孩子会感到剧烈疼痛或牙龈肿胀、流脓，严重的还会影响恒牙的发育。一旦因龋蚀严重无法治疗，而将乳牙过早拔除，就会扰乱乳恒牙替换的生理规律，引起恒牙萌出秩序错乱，给孩子的牙齿发育带来不良影响。因此，一旦发现孩子有奶瓶龋的迹象，应及早带孩子去口腔科诊治。

（二）疱疹性龈口炎

疱疹性龈口炎由单纯疱疹病毒感染引起，感染性强，在卫生条件差的家庭和托育机构容易传播。婴幼儿起病时发热，体温达 38 ～ 40℃，1 ～ 2 天后颊黏膜、牙龈、舌、口唇及口周皮肤出现单个或成簇的黄白色小疱疹，周围有红晕，迅速破溃后形成浅溃疡，上面覆盖黄白色纤维素性渗出物。

（三）鹅口疮

鹅口疮又名雪口病，由感染念珠菌属所致，多见于新生儿，以及营养不良、腹泻、长期应用广谱抗生素或糖皮质激素的婴幼儿。其易引发内源性感染，患鹅口疮的婴幼儿同时会伴有真菌性腹泻等。起病时口腔黏膜表面出现白色或灰白色凝乳块样小点或小片状物，不易拭去，强行擦拭剥离后，局部黏膜潮红、粗糙，可伴有溢血。

四、婴幼儿口腔照护的具体内容

幼儿的 20 颗牙一般在 2 岁到 2 岁半全部长齐，健康完整的乳牙能够发挥正常的咀嚼功能，保障恒牙和颌面部骨骼的正常发育，不但有利于幼儿准确发音，还能引导恒牙正常萌出。牙齿萌出时应注意检查幼儿牙齿的色泽、形状等情况，并注意检查牙𬌗关系，有无颌骨畸形。牙齿出齐后要预防龋齿的发生。从出生后照护者就要注意培养婴幼儿良好的饮食习惯，及时纠正婴幼儿不利于口腔健康的习惯。

（一）婴幼儿口腔卫生照护

1. 保持口腔清洁

（1）婴儿期：婴儿第一颗牙齿萌出后照护者就应该使用指套牙刷或儿童牙刷用清水轻柔地刷牙。如果隐隐看到有白白的线含在牙肉里面，可以用食指按摩牙龈。不要让婴儿形成奶睡的习惯，婴儿喝完夜奶之后应该清理完口腔后再睡。定时喂养，两餐之间尽量不吃东西。如果两餐之间吃了东西，最后要喝少量白开水，以起到清洁口腔的作用。可以用有趣的方式让婴儿体验口腔清洁的过程，如讲故事、口腔按摩游戏等，让婴儿在快乐中建立良好的生活习惯。

（2）幼儿期：纠正幼儿不良习惯，如吮指、咬指甲、啃玩具等，引导其养成进食后漱口、早晚刷牙的良好卫生习惯，保持口腔黏膜湿润和清洁。对于流涎者，应及时清除流出物，保持口唇周围皮肤干燥、清洁，避免引起皮肤湿疹及糜烂。

患鹅口疮的幼儿宜用 2%～4% 碳酸氢钠溶液清洗口腔；患疱疹性龈口炎的幼儿可用 3% 过氧化氢清洗。口腔清洗每日 2～3 次，以餐后 1 小时左右为宜，动作应轻、快、准，以免引起呕吐。

2. 保证营养摄入

（1）婴儿期：坚持规律哺乳，避免长时间吮吸而引起颌骨发育不良和口腔感染；及时添加辅食（4～6 个月开始），培养婴儿的咀嚼能力，刺激乳牙萌出，亦可促进颌骨生长，锻炼咀嚼肌的功能。

（2）幼儿期：合理安排幼儿膳食，保证营养摄入均衡，尤其是对牙齿发育有益的蛋白质、钙、磷、维生素 D 等营养物质应充分供给；对牙齿、口腔健康不利的糖果、糕点等甜食应减少或控制供给。此外，应培养幼儿良好的饮食习惯，不偏食、挑食，多吃富含纤维素的蔬菜、水果，以增加对牙面的清洁作用，少吃零食，睡前不吃甜食等；同时 1 周岁后停止使用奶瓶，可以先使用学饮杯逐渐训练，最终能使用广口杯子喝奶、喝水。规律进食，安排早、中、晚三顿正餐，两顿加餐。零食安排在正餐后的加餐集中给幼儿吃。

（二）龋齿的预防

保持口腔卫生最有效的方法就是刷牙和漱口，采用正确的刷牙方法，做到早、晚各刷一次。幼儿牙齿缝隙一般比成人大，为了清洁牙齿邻面，使用牙线、牙间隙刷非常重要。饭后吃零食后如果没有刷牙的条件，最好养成清水漱口的习惯。

减少高糖分的食物，要鼓励幼儿多吃蔬菜、水果等健康食物，多摄入富含钙、无机盐的营养食物，尽可能食用高纤维粗糙食物，因为食物中的粗纤维有牙齿自洁和按摩牙龈的作用，咀嚼的过程还可以刺激大脑的发育。少吃糖果、点心、蛋糕、冰激凌等甜食，坚硬、黏性、过酸、过冷的食物也应限制摄入的量。

家庭要建立好的饮食习惯和口腔卫生习惯，不仅要求幼儿做到，每一位家庭成员也要做到，这样幼儿才会逐渐形成良好的爱护牙齿的习惯。

知识拓展

如何给婴幼儿刷牙

婴幼儿不具有完全独立刷干净牙齿的能力，这段时间需要家长帮忙刷牙。照护者帮婴幼儿刷牙时，可以让婴幼儿坐在自己的腿上，要能够看清婴幼儿的牙齿。稍大些的幼儿，照护者可以站在幼儿的身后，用左手轻轻托住幼儿的下颌，让幼儿的头微微上扬，帮助他刷牙。还可以让幼儿站在镜子前面，自己练习刷牙。

刷牙方法如下（图3-2）：

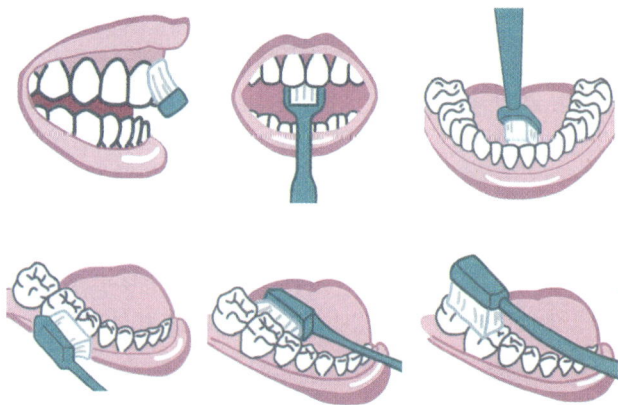

图3-2　婴幼儿刷牙方法

1.拂刷法

先将牙刷全部放在牙齿的外侧面上，上牙从上往下刷，下牙从下往上刷。每个部位刷6～8次，然后移动到下一个牙齿，彼此有重叠。然后再刷所有牙齿的内侧面，将刷头竖起来，上下移动牙刷，方法同外侧面。最后刷牙齿的咬合面。

2.画圈法

将牙刷的刷毛放置在牙面上，轻压使刷毛略弯曲，从最后边的牙开始在牙面上转圈，每个部位反复转5圈以上。刷上下前牙内侧面时将牙刷竖放。要保证所有牙齿的三个面——外侧面、内侧面、咬合面都刷到。

实训一　口腔清洁

情景案例

3岁的莎莎平时喜欢吃糖果，但是不喜欢刷牙。近日莎莎向托育师倾诉自己牙疼，不想吃饭。托育师检查发现莎莎的乳牙颜色变深，牙齿表面有洞。

请问莎莎的牙齿发生了什么情况？以及相应的预防措施是什么？

【目的】

1. 促进婴幼儿口腔健康。

2. 帮助婴幼儿养成良好的口腔卫生习惯。

【评估】

1. 观察婴幼儿口腔黏膜的颜色、湿润度、完整性等，评估牙龈是否有红肿、溃疡，牙齿是否有颜色的改变、龋洞等，并对婴幼儿口腔的整体清洁度做出评估。

2. 观察婴幼儿情绪是否稳定及身体状况是否良好，评估其在操作中的配合度。

3. 询问婴幼儿日常的口腔卫生习惯，评估家长的养育行为是否对婴幼儿的口腔健康造成影响。

【计划】

1. 自身准备

着装整洁，修剪指甲，洗手，戴口罩。

2. 婴幼儿准备

情绪平稳，配合程度良好。

3. 用物准备

压舌板、无菌棉签、消毒剂、儿童牙刷（指套牙刷）、儿童牙膏、漱口杯、毛巾、温水（以30～36℃为宜）。

4. 环境准备

环境整洁、安静、舒适、安全。

【操作步骤】

1. 漱口

将温水或清水含在口内，闭口，鼓动两腮，使口中的水与牙齿、牙龈肌肉、口腔黏膜表面充分接触，利用水的力道反复冲洗口腔内的各个部位，持续2～3分钟，反复2～3次，使牙齿表面、牙缝和牙龈等处的乳渣、食物碎屑得以彻底清除。

2. 浸泡牙刷

将牙刷放在温水中浸泡1～2分钟，使刷毛变得柔软。

3. 挤牙膏

取适量牙膏置于牙刷上（黄豆粒大小即可）。

4. 刷牙

先刷上下前牙唇侧（上牙由上往下刷，下牙由下往上刷）；再刷上牙前腭、下前牙舌侧；然后刷上下后牙颊侧和舌侧（上牙由上往下刷，下牙由下往上刷）；最后刷上下牙咬合面。

5. 漱口

协助幼儿用水漱清口中的牙膏沫，用毛巾拭去嘴边的水滴。

6. 整理，洗手

洗净刷牙用具，整理用物，洗手，记录。

【评价】

1. 操作规范，动作熟练。

2. 能正确实施口腔清洁操作步骤。

3. 态度和蔼，在操作过程中能关注婴幼儿的情绪。

4. 能与婴幼儿进行有效的沟通，使其配合。

【注意事项】

1. 刷牙的重点部位在牙的邻面、牙龈沟和牙冠颈 1/3 处。

2. 勿使用拉锯式横刷法，以免损伤牙龈和乳牙。

3. 刷牙时间为每次 2～3 分钟，每天至少早晚各 1 次，饭后亦可进行。

4. 尽量选用不含氟或含氟量低的幼儿专用牙膏，因为幼儿的吞咽反射尚不健全，并且手的操作能力发育不完善，含漱技巧未完全掌握，刷牙时可能误吞牙膏，从而导致氟牙症的发生。

5. 保持牙刷清洁干燥，建议每 3 个月更换一次，以防细菌滋生，影响口腔卫生。

第二节　婴幼儿眼部照护

一、婴幼儿眼部照护的重要性

婴幼儿的眼睛和身体其他部位一样，时刻处在生长发育中。新生儿视力发育还不完善，只能看到模糊的影像，对颜色的区分也仅限于黑白两色；在半岁左右，婴儿开始识别色彩。新生儿刚出生时，眼睛分泌物较多，作为托育从业者应注意新生儿眼部的护理。

二、婴幼儿视力发育的特点

婴幼儿的视力发育漫长而复杂，在发育期间任何外界或者自身有害因素都会对视力造成不良影响。0～3 岁是婴幼儿视力发育的关键时期，托育从业者尤其应该关注婴幼儿视力的发育。托育从业者应熟悉 3 岁以内婴幼儿的视力发育特点，警惕可能出现的异常。

（一）新生儿时期

婴儿刚出生时，就对外界有视觉反应，但只能看清15～20cm距离的物体，所以新生儿能感觉到眼前的人或物，如妈妈的脸、眼前的物品等。在这个时期，婴儿眼部尚不能对物体有很好的追随运动，但对光有了很好的反应。从妈妈的肚子里初到光明的世界，婴儿常常会有很强的嗜光性，特别是在黑暗的夜晚。但这时婴儿眼球的结构发育还没有完善，强光往往会造成视网膜损伤，特别是影响视力的关键部位——黄斑的损伤，从而影响日后视力的发育，还容易造成散光。

（二）婴儿1～3个月

婴儿满月后，开始具有初级的注视与两眼固视的能力，不过无法持续太久，眼球容易失去协调。这期间，大多数婴儿的视觉可以慢慢地发育，并平稳地跟随运动的物体。如果1～3个月的婴儿还不能追视父母的脸或者眼前的物体，则需要进行眼病和大脑方面的检查，排除眼源性或者中枢源性视力发育迟缓。

（三）婴儿4～6个月

4～6个月的婴儿视网膜和黄斑结构已初步发育，能有远近感觉，并开始建立立体感。所以，这个时期的婴儿如果出现视力异常，可以表现为歪头、斜视、眯眼等症状。如果发现上述症状，建议尽早到医院就诊。

（四）婴儿7～12个月

6个月以后，婴儿两眼可以对准焦点，开始使用调节功能来使自己看清楚物体。所以，这一时期如果婴儿长时间盯住眼前的物体或者刺激性过大的视标，如强光、电视、电脑、手机，容易出现斜视或者视力异常。

（五）幼儿13～36个月

13～36个月幼儿的视力发育标准能达到0.1～0.6，这个时期各种视觉功能开始建立和完善，但也是弱视、斜视、屈光不正的高发时期。这个时期，幼儿的色彩视、双眼立体视、对比敏感视和手脑眼协调运动基本发育，一个拥有正常视功能的幼儿，眼睛的发育和功能可以达到成年人的70%。因此，对于这个阶段的幼儿，托育从业者不仅要关注其单纯的视力发育，还要关注屈光、眼部结构、双眼视和高级视功能的发育情况。

三、婴幼儿常见眼科疾病

（一）急性结膜炎

急性结膜炎即常说的"红眼病"，是细菌通过直接或间接接触而传染的疾病。该病发病急，双眼可同时发病或先后发病，通常3～4天达到高峰，整个病程为7～14天，自然病程少于3周。症状表现：眼睛分泌物多，开始为液体，其后逐渐变为黏液，早晨起床时分泌出的眼屎常把睫毛粘住，严重时甚至睁不开眼睛；结膜充血，翻开眼皮能看到在眼球与下眼皮之间的位置有非常明显的红红的一片，有时在结膜表面形成一层灰白色的假膜；眼睛又痒又涩，怕光流泪。

（二）过敏性结膜炎

灰尘、花粉、睫毛，甚至是小飞虫，都会刺激婴幼儿的眼睛引起不适，严重者会导致结膜发炎，这就是过敏性结膜炎。症状表现：眼睛发红、发痒，但没有沙砾感，同时伴有流鼻涕、鼻塞等症状。

（三）倒睫

倒睫是婴幼儿常见的一种眼病，其发病率在眼病中位居第二。眼睑也就是眼皮。如果婴幼儿比较胖，眼皮上的脂肪就多，眼皮边缘较厚，容易使睫毛向内倒卷，造成倒睫。从侧面观察便能发现，婴幼儿闭眼时睫毛会扫到眼球。婴幼儿的睫毛通常纤细柔软，因此不会对眼睛造成很大的损伤。但如果婴幼儿的睫毛又粗又短，就可能会带来麻烦。症状表现：眼睛发红，结膜充血，怕光流泪；婴幼儿因为眼睛受到刺激而不断揉眼睛，容易继发感染，导致眼角膜损伤。

（四）斜视

斜视有外斜视与内斜视之分，婴幼儿的斜视以内斜视居多，俗称"斗鸡眼"，是常见的眼病之一。症状表现：婴幼儿看东西时双眼的视线不一致，眼球无法向同一方向转动。

（五）弱视

患有弱视的婴幼儿，表面看上去很正常，眼部检查也无器质性病变，但其实有一只眼睛或双眼的视力不良，即使是矫正后的最佳视力，也达不到相应年龄的视力标准。症状表现：婴幼儿看不清东西，看东西时歪头、眯眼；部分婴幼儿空间视觉发育不全甚至缺失，无法正确判断深度，学步时期走路总是容易摔倒，走得磕磕绊绊。

四、婴幼儿眼部照护的具体内容

（一）婴幼儿眼部卫生照护

1. 保持眼部清洁

婴幼儿的盥洗用品，包括毛巾、脸盆和洗涤剂等，应当单独配备，不与家人混用。每天洗脸时注意做好婴幼儿眼睛的清洁护理（图3-3），擦拭的毛巾要选择质地柔软的。托育从业者用流动水清洁双手后，将无菌棉球或小毛巾在温开水中浸湿拧干，用手捏住棉球或用毛巾一角包住食指从内眼角向外眼角轻轻擦拭，擦拭另外一只眼睛时需更换另一个无菌棉球或毛巾另一角。婴幼儿专用的毛巾和脸盆一定要定期用开水烫过。若婴幼儿眼睛出现红肿且眼屎过多，要警惕结膜炎的发生，应当及时就医，根据医嘱用药，并注意不让婴幼儿用手去揉眼睛，以防手上的细菌进入眼睛。

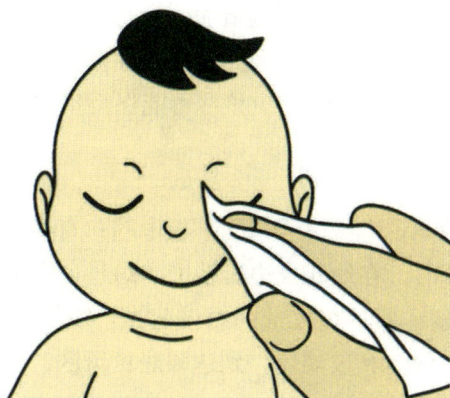

图 3–3 眼部清洁

2. 保证营养摄入

婴幼儿的眼睛正处于发育阶段，需要丰富的营养。各种维生素对婴幼儿视力发育的影响不同。

（1）维生素 A 缺乏时，会引起夜盲症，还可能导致视神经损伤，严重者还会引起泪腺萎缩，泪液分泌减少，眼睛干燥及角膜水肿、混浊，甚至角膜穿孔失明。

（2）维生素 B_1 缺乏时，会引发一系列功能障碍，从而引发视神经炎。

（3）维生素 B_2 缺乏时，会使组织呼吸减弱及代谢功能减退，从而发生结膜炎、角膜炎，甚至还可引发白内障。

（4）维生素 C 缺乏时，也能引发白内障。

托育从业者平日除了要注意婴幼儿用眼卫生外，还要培养婴幼儿合理的饮食习惯，保持营养均衡。少吃糖果和含糖高的食物，补充富钙食物，少吃精米、白面，多吃糙米、粗面，限制高蛋白、动物脂肪和精制糖类食品的摄入，减少身体里铬的排出；同时，消除婴幼儿偏食的不良饮食习惯，多吃动物肝脏、蛋类、牛奶、虾皮、豆类、瘦肉、蘑菇等。

（二）婴儿床的挂件距离婴儿眼睛不宜过近

婴儿出生时多是"远视眼"，如果玩具放得太近，婴儿要用力调节眼距才能看清楚。当婴儿的眼睛较长时间向中间注视，就有可能影响眼部协调功能。

正确放置方法：悬挂的彩色玩具不宜挂得太近，距离婴儿应该在 40cm 以上，而且应该多个方向悬挂。照护者可以定期移动玩具位置，避免婴儿长时间只注意一个点而影响眼部肌肉及神经的协调功能。

（三）夜间睡眠要关灯

有的照护者为了夜间照顾婴儿方便，会在房间开小夜灯；有的照护者则是因为担心婴儿怕黑，于是晚上睡觉不关灯。但不管是何种原因，夜间开灯会增加婴儿将来患近视的可能性。在睡眠时，我们的身体会分泌褪黑素等，对神经系统及全身的发育和调节均有非常重要的作用，而光照往往会抑制这类激素的分泌。

婴儿出生后的前两年，是眼睛和焦距调节功能发育的关键阶段。婴儿感知明亮与黑暗的时间，也可能会影响他们的视力发育。因此，婴儿在白天睡觉时，稍微遮挡一下光线即可，不需要让房间很黑；但夜晚睡眠时，应该尽可能保持室内黑暗和安静。

（四）控制幼儿看电子产品的时间

有些照护者早早地给幼儿看电视、手机、平板电脑；有些照护者虽然不直接给幼儿看电子产品，却在喂奶或哄睡时，在幼儿身边看手机，幼儿自然也容易看到屏幕。

这些电子产品的液晶显示器存在大量的短波蓝光。短波蓝光属于光谱中对眼睛伤害比较大的一种，它能穿透晶状体和玻璃体，到达眼底黄斑区，对眼底的黄斑造成一定的损伤，进而影响幼儿的视力。

照护者要让幼儿保持好奇心，善于自我发现，而不是从电视、电脑等媒体中认知世界。所以，建议照护者不仅要控制幼儿接触电子产品，自己也应该以身作则，减少在幼儿面前使用手机等电子产品。

（五）避免让婴幼儿直视强光

强光会损伤视网膜，进而影响婴幼儿的视力发育。所以给婴幼儿照相时，尽量不要开闪光灯。闪光灯产生的强烈光线会对婴幼儿的眼睛产生刺激，长期接触这类强光可能会导致视力下降。为了婴幼儿的视力健康，家长在为孩子拍摄时应尽量使用自然光或者柔光箱等低强度光源。平时也要注意身边会发出强光的家用电器，如取暖用的小太阳和红外加热的浴霸等，照护者不要让婴幼儿直视或者盯着看。

实训二　眼部清洁

情景案例

3岁的花花昨日由爷爷带去游乐园玩耍，今早再来托育园后花花向托育师哭诉眼睛不舒服，托育师观察发现花花右眼微微泛红，眼睑稍有肿胀，黄色分泌物明显增多，结膜略微充血。

请问花花的右眼发生了什么情况？以及如何预防此类眼部疾病的发生？

【目的】

1.保持婴幼儿眼部清洁，预防感染。

2.维护婴幼儿眼睛的舒适度，促进视觉发育。

【评估】

1. 仔细观察婴幼儿面部的清洁情况，检查婴幼儿眼睑的肿胀情况，以及眼部分泌物的颜色、分泌物是否过多等状况。

2. 观察婴幼儿的情绪状态，评估其在操作过程中的配合度。

3. 观察洗漱池的高低、地面湿滑等情况，如发现有异常，应及时调整、处理。

【计划】

1. 自身准备

着装整洁，修剪指甲，洗手，戴口罩。

2. 婴幼儿准备

情绪平稳，配合程度良好。

3. 用物准备

洗脸小毛巾、洗脸盆、梳妆镜、纸张、签字笔、记录本、消毒剂。

4. 环境准备

环境整洁、安静、舒适、安全。

【操作步骤】

1. 清理分泌物

将纱布（或毛巾）浸湿拧至不滴水，再用纱布（或毛巾一角）缠住食指。嘱咐婴幼儿闭上眼睛，轻轻擦拭其一侧眼，由内眦向外眦擦洗。在擦拭另一侧之前可另换一块纱布，也可将纱布翻个面（或毛巾另一角）再进行擦拭。

2. 疏通鼻泪管

如发现婴幼儿常流泪，且眼角有眼屎堆积，可能是由婴幼儿鼻泪管堵塞所致。托育从业者可先洗净双手并擦干，沿鼻子外侧、泪囊部位，从下往上按摩，然后向内眦部位按摩、挤压，可以挤出泪囊里的脓性分泌物，注意清洗眼部。如按上述操作后仍不见好转，应去医院就诊。

3. 整理，洗手

整理用物，洗手，记录。

【评价】

1. 操作规范，动作熟练。

2. 能正确实施眼部清洁操作步骤。

3. 态度和蔼，在操作过程中能关注婴幼儿的情绪。

4. 能与婴幼儿进行有效的沟通，使其配合。

【注意事项】

1. 托育从业者操作时动作应轻柔，避免挤压眼球，并固定好婴幼儿头部。

2. 注意保护健眼，先擦健眼，再擦患眼。

3. 婴幼儿物品专人专用，用过的棉签、纱布、治疗巾等集中放置，毛巾每次使用后要清洗，每日消毒。

4. 必要时遵医嘱使用眼药水。在用药前，先将药瓶对着光线仔细观察，如有絮状物或药液混浊均不可用。已开瓶的眼药水保质期一般为 1 个月。

5. 滴眼药水时，瓶口距眼球保持 3cm 左右的安全距离，防止瓶口擦伤、划伤角膜。

第三节　婴幼儿生殖器官照护

知识回顾

婴幼儿生殖系统

　　婴幼儿生殖系统由外生殖器官和内生殖器官组成，人体的生殖系统分为男性生殖系统和女性生殖系统。男宝宝生殖系统包括以下这些器官：睾丸、附睾、阴囊、输精管、精囊、射精管、前列腺、阴茎等。睾丸是包在阴囊里面的，阴囊、阴茎都是露在体外的部分，所以把它们叫作外生殖器。其余的器官都藏在下腹部里，所以叫作内生殖器。女宝宝外生殖器包括阴阜、大小阴唇、阴蒂、尿道口、阴道前庭等，内生殖器包括卵巢、输卵管、子宫、阴道等。

一、保护男婴幼儿外生殖器的健康

（一）注意包茎与包皮过长的处理

　　包皮过长与包茎，会使包皮腺体的分泌物及污垢长期存留在包皮里，形成包皮垢，发生包皮炎。包皮充血水肿，阴茎头红肿疼痛，可致排尿困难。

　　包皮过长要经常清洗，除去包皮垢。患包皮炎者，在感染消退后，可行包皮环切术。

（二）包皮和龟头的清洗

　　男婴幼儿周岁前都不必刻意清洗包皮，因为这时婴儿的包皮和龟头还长在一起，过早地翻动柔嫩的包皮会伤害婴儿的生殖器。1 岁以后，可以隔几天清洗一次，但要在婴幼儿情绪稳定的时候清洗。清洗时，先用右手的拇指和食指轻轻捏着阴茎的中段，朝婴儿腹壁方向轻柔地向后推包皮，让龟头和冠状沟完全露出来，然后再轻轻地用温水清洗。洗后要注意把包皮回复原位。

（三）切莫挤压

　　男婴幼儿的阴茎布满筋络和纤维组织，又暴露在体外，十分脆弱。在洗澡的时候，要注意不要挤压或者捏到婴儿的这些部位。

二、保护女婴幼儿外生殖器的健康

（一）及时清洁

女婴幼儿的私处护理一定要考虑到其特殊性，其中最大的特殊性就是外生殖器与尿道、肛门的距离很近，容易导致女婴幼儿外生殖器感染尿道或肛门的细菌。因此，想要女婴幼儿生殖器官健康、干净，首先就要做到及时清洁，换尿布、大小便后的清洗和护理工作要比男婴幼儿更为细致。

（二）从前向后清洗

由于女性的生理结构，尿道口、阴道口与肛门同处于一个相对"开放"的环境当中，容易交叉感染，所以在给女婴幼儿清洗阴部的时候，要从中间向两边清洗小阴唇部分，再从前向后清洗阴部及肛门，一定要将肛门清洗干净，大便中的细菌最容易在褶皱部位积存。

（三）尿布及时换

干净、清爽、透气的环境是阴部最理想的环境。女婴幼儿还没有离开尿布，无论是使用尿布还是纸尿裤，都应当选择透气性好、安全卫生的，便后一定要及时更换。由于尿道的开口处直接与内部器官相通，若更换不及时，尿液的残留成分会刺激女婴幼儿的皮肤，导致尿布疹的发生，感染严重者导致阴道过敏或发炎。

（四）注意用水

1. 用温水
女婴幼儿会阴部娇嫩，水温过高可损伤黏膜。

2. 用熟水
把开水晾至温度合适。不要用加温的自来水，或在开水中兑凉水。

3. 用清水
不用肥皂，以免刺激产生不适。

知识拓展

帮助孩子树立正确的性别观念

性别既是一种生物学现象，也是一种社会文化现象。从生物学角度看，人们一出生即可通过生理特征区分男性或女性。在社会文化层面上，个体从出生开始就经历性别社会化过程，逐步形成与自己生理性别一致的行为模式和自我认知，这个过程称为"性别认同"。大部分儿童到了3岁左右便能明确自己的性别，并形成稳定的性角色意识。

儿童从照护者的行为、表情和态度中感受到被爱，而这种爱应当摒弃性别偏见，确保男孩和女孩都获得平等的关爱与注意。这种无差别的关怀不仅有助于消除性别歧视，还可以促进孩子们在一个健康的心态下成长，认识到自己的价值不因性别而异。照护者的无性别偏见行为是孩子形成健康性角色观念的关键，通过平等对待，孩子们学会性别不定义个人价值，从而树立正确的性别观念。

思考题

一、单选题

1. 婴幼儿采用拂刷法刷牙时每个部位刷（　　　）次。

  A. 2～4　　　　B. 3～4　　　　C. 4～6　　　　D. 6～8

2. 下列不属于婴幼儿眼部照护内容的是（　　　）。

  A. 保证营养摄入

  B. 夜间睡眠亮灯

  C. 婴儿床的挂件距离婴儿眼睛不宜过近

  D. 保持眼部清洁

3. 下列属于婴幼儿缺乏维生素 A 导致的疾病是（　　　）。

  A. 结膜炎　　　B. 夜盲症　　　C. 白内障　　　D. 视神经炎

二、多选题

1. 下列属于婴幼儿常见眼部疾病的是（　　　）。

  A. 急性结膜炎　　B. 斜视　　　C. 弱视　　　　D. 青光眼

2. 保护女婴幼儿外生殖器健康的举措包括（　　　）。

  A. 尿布及时换　　　　　　　B. 及时清洁

  C. 从前向后清洗　　　　　　D. 注意用水

三、简答题

1. 不同年龄段婴幼儿的牙齿护理方法有何不同？请举例说明。

2. 请详述日常眼部清洁的方法。

3. 请阐述婴幼儿生殖器官照护的具体措施。

4. 假设你需要为准父母进行生理照护知识培训，你会重点讲解哪些内容？

参考答案

一、单选题

1. D　2. B　3. B

二、多选题

1. ABC　2. ABCD

三、简答题

1. 婴幼儿的牙齿护理方法：

（1）婴儿期：①清洁方法：使用指套牙刷或儿童牙刷用清水轻柔地刷牙。若看到牙肉内有白线，可按摩牙龈。避免形成奶睡习惯，喂完夜奶后清理口腔。②喂养建议：定时喂养，两餐间尽量不吃东西，吃了则喝少量白开水清洁口腔。

（2）幼儿期：纠正不良习惯，如吮指、咬指甲、啃玩具等。引导养成进食后漱口、早晚刷牙的卫生习惯。

2. 家长应掌握基本的婴幼儿眼部清洁技能。正确的清洁可保持眼部健康。以下是清洁步骤：①洗手：用温和的肥皂和流动水洗手20秒，用干净毛巾擦干。②准备毛巾：选干净、柔软、无刺激性化学纤维的纯棉毛巾，用温水浸湿。③敷毛巾：将毛巾轻轻敷在婴幼儿的眼睛上，避免直接接触眼球，软化分泌物和污垢。④按摩与擦拭：用另一只手按摩婴幼儿的眼角外侧，然后用毛巾从内眼角向外轻轻擦拭，清除污垢，力度要轻柔。⑤擦干：用干净的毛巾轻轻擦干婴幼儿的眼部，保持干净清爽。

3. 婴幼儿生殖器官照护的具体措施：及时清洁防止感染，选择透气性好的尿布或纸尿裤，并及时更换。

男婴幼儿外生殖器健康：注意包茎与包皮过长的处理，定期清洗除去包皮垢；清洗时轻柔地推包皮，露出龟头和冠状沟，用温水清洗；不要挤压或捏到阴茎等脆弱部位。

女婴幼儿外生殖器健康：及时清洁，防止尿道或肛门细菌交叉感染；从前往后清洗阴部及肛门，确保肛门清洗干净；选择透气性好的尿布或纸尿裤，并及时更换；使用温水清洗，避免刺激产生不适。

4. 口腔照护、眼部照护、生殖器官照护。

婴幼儿生理照护

一、婴幼儿口腔照护
- （一）口腔清洁的概念
- （二）婴幼儿口腔发育及特点
- （三）婴幼儿常见的口腔疾病 ★★★
  - 1. 龋病
    - （1）龋病
    - （2）奶瓶龋 ★★★★★
  - 2. 疱疹性龈口炎
  - 3. 鹅口疮
- （四）婴幼儿口腔照护的具体内容
  - 1. 婴幼儿口腔卫生照护 ★★★★★
  - 2. 龋齿的预防 ★★★★★
- 实训一 口腔清洁

二、婴幼儿眼部照护
- （一）婴幼儿眼部照护的重要性
- （二）婴幼儿视力发育的特点
- （三）婴幼儿常见眼科疾病
  - 1. 急性结膜炎
  - 2. 过敏性结膜炎
  - 3. 倒睫
  - 4. 斜视
  - 5. 弱视
- （四）婴幼儿眼部照护的具体内容
  - 1. 婴幼儿眼部卫生照护 ★★★★★
  - 2. 婴儿床的挂件距离婴儿眼睛不宜过近
  - 3. 夜间睡眠要关灯
  - 4. 控制幼儿电子产品的时间
  - 5. 避免让婴幼儿直视强光
- 实训二 眼部清洁

三、婴幼儿生殖器官照护
- （一）保护男婴幼儿外生殖器的健康 ★★★★
- （二）保护女婴幼儿外生殖器的健康 ★★★★

第四章　婴幼儿生活照护

案例导入

甜甜，10个月大，妈妈近日对托育师抱怨甜甜总是爱白天睡觉，昼夜颠倒，使得家人身心俱疲。

请思考：

1. 如何建立婴幼儿良好的睡眠习惯？

2. 如何为婴幼儿建立舒适的睡眠环境？

第一节　婴幼儿睡眠照护

睡眠是与觉醒交替循环的生理过程，是一种周期发生的知觉特殊状态，由不同时相组成，对周围环境可相对地不做出反应。

睡眠是一种重要的休息方式，是人类生存的必要条件。人的一生中大约有 1/3 的时间是在睡眠中度过的。通过睡眠能使机体消除疲劳，恢复精力和体力，睡眠对于促进婴幼儿的生长发育具有十分重要的意义。

一、睡眠障碍对婴幼儿及家庭的影响

婴幼儿长期睡眠障碍可能导致生长发育不良，因为生长激素主要在睡眠期间分泌。睡眠不足还会损害他们的认知能力，如注意力、记忆力和创造力，并可能导致语言功能障

碍。此外，睡眠不良的婴幼儿可能出现行为问题，如多动、攻击性强、易怒或情绪低落，以及免疫功能下降和意外伤害发生率增高。

对家庭而言，婴幼儿的睡眠问题会影响家庭成员，特别是父母。他们可能为应对孩子的睡眠障碍而经历睡眠不足，进而导致精神紧张和情绪低落。家庭成员的疲劳和压力可能进一步影响家庭的氛围和家庭成员间的相互关系。

二、舒适的睡眠环境

（一）声音

1. 噪声

为了促进婴幼儿的健康睡眠，创造一个适度安静的睡眠环境至关重要。研究显示，当噪声达到 60 分贝时就会影响婴幼儿的睡眠与休息；如果长时间处于噪声环境中，有可能使婴幼儿的神经系统过度敏感和兴奋，从而导致他们难以安然入睡。然而，在日间小睡时，保持正常的环境声音水平是可以接受的，不需要完全静音。这有助于婴幼儿适应日常生活中的声音，避免他们对噪声的过度敏感。如果婴幼儿长时间只在完全安静的环境中睡眠，可能会导致他们对晚上的微小声音过分敏感，从而影响夜间睡眠的质量。

2. 助眠声音

单调的声音或节拍常有助于入睡。单调的声音具有重复性、稳定性等特点，它可以让幼儿更容易放松心情，进入一种宁静的状态。照护者可选择流水声、钟表声等单调且舒缓的声音。这些声音具有很好的安抚作用，让婴幼儿更容易进入梦乡。

（二）温度

维持卧室内适宜的环境温度对于确保婴幼儿的良好睡眠至关重要。理想的室内温度应该控制在 20 ～ 22℃，以创造一个舒适的睡眠环境。

过低的温度可能会导致婴幼儿在夜间后半段或清晨因寒冷而提前醒来。然而，穿着过多或盖过厚的被子睡觉也不可取，因为过热有可能增加婴幼儿猝死综合征的风险。

（三）湿度

保证睡眠环境合适的湿度也是很重要的。卧室适宜湿度为 55% ～ 65%。穿透气吸汗的棉质睡衣，避免睡得满头大汗。

（四）光亮度

在夜间睡眠时要尽量保证卧室黑暗，不要开灯。如果婴幼儿惧怕黑暗，可以开盏小灯，但也应在其入睡后关掉。长期在光亮的环境下睡眠，婴幼儿的眼球和睫状肌不能得到充分休息，影响视力的正常发育，容易导致过早近视，还影响生长激素的分泌，从而影响身体发育。但是日间小睡，家长就无须制造黑暗环境，大人也可以继续正常活动，这样能尽快帮婴幼儿建立昼夜节律。

（五）卧室和婴儿床

卧室的主要功能是为人提供休息或睡觉的场地。卧室不要放引发婴幼儿兴奋和恐惧不安的物品。室内空气要保持通畅，确保夜晚睡眠时空气中也有足够的氧气。

选择婴儿床（图4-1）时，安全是首要考虑的因素。合适的床高和尺寸对于确保婴儿的安全至关重要，护栏间的间隔不应超过6cm，以防止婴儿的头部被卡住。对于12个月龄以下的婴儿，推荐使用硬质床垫，以确保婴儿躺在上面时床垫不会下陷，并且床垫与床边之间没有空隙，避免婴儿被卡住或夹伤。

应避免在婴儿床中放置任何软质床上用品，如软玩具、枕头、大的安抚物或重毯子，这些物品可能会覆盖在婴儿的脸上，增加窒息的风险。

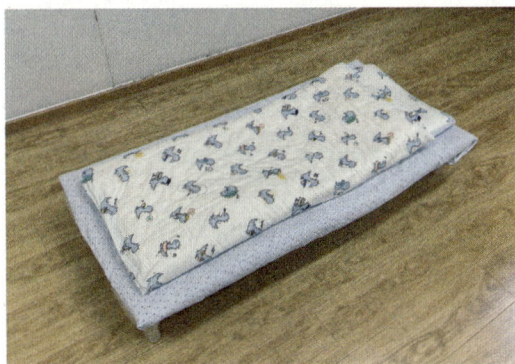

图4-1　婴儿床

三、婴幼儿睡眠习惯的建立

（一）觉醒时间

刚出生的婴儿还不能区分白天和黑夜。婴儿饿了就会醒来，吃饱了就会睡着。这一状况持续4～6个月，直到体内生物钟发育成熟。生物钟的功能是让个体的体温在夜间下降，并使整个身体的器官调整到睡眠状态。然而，身体的生物钟与一天24小时的节律并不完全合拍，因此婴幼儿需要外界的刺激，如定时的饮食、起床和睡觉等一定的作息规律，以使体内的生物钟调整到正常时间上来。在出生后第一周，照护者就可以帮助婴儿区别白天和黑夜的差异了。

1. 光线调整

白天适当减少婴幼儿的睡眠时间，室内光线亮一些，与他们互动；需要睡觉时，把光线调暗些，尽量不要干扰他们。

2. 固定喂奶时间

帮助婴儿按照白天、黑夜的节律调整自己的生物钟。父母可以在婴儿出生一周后开始固定睡前最后一次哺乳的时间。这个过程不需要立刻完成，可以循序渐进，让婴儿逐渐适应。例如，可以在每晚固定的时间提前一段时间开始哺乳，让婴儿逐渐习惯在这个时间进食，从而为后续的定时哺乳打下基础。婴儿 3 ～ 4 个月后，就可以逐渐从按需哺乳转变到适应昼夜的定时哺乳。在这个转变过程中，婴儿可能会出现不适，如夜间哭闹、不易入睡等，此时父母需要更加耐心地引导，坚定地执行定时哺乳的计划，帮助婴儿度过这个适应期。

3. 培养规律作息

1 岁后，要培养幼儿良好的作息，保持规律的作息。规律的作息是最好的助睡办法，一个白天和晚上总是在固定时间上床的幼儿，几周后将会在同一时间出现睡意，体内生物钟逐步同步。幼儿一般不晚于 21∶00 上床，但也不提倡过早上床。每次睡觉前，至少要保持 3 个小时的清醒状态，晚上入睡前应保持 4 个小时的清醒时间。如果睡觉时间结束，要及时将孩子唤醒，即使是节假日也应维持在固定的起床时间，以保持正常的睡眠节律。

（二）就寝时间

规律的就寝时间对婴幼儿的睡眠发展有着重要的作用。在婴儿期早期，昼夜节律不是很明显，很难做到在固定时间就寝。但从 3 ～ 5 个月起，婴儿的睡眠逐渐规律，家长应该坚持每天让婴幼儿在同一时间入睡，一般以晚上 7∶30 ～ 8∶30 比较合适。如果睡得太晚，一方面不利于婴幼儿入睡，另一方面即便婴幼儿睡了足够长的时间，但可能大部分睡眠处于浅睡眠和快速眼动睡眠期，很少处于深睡眠期，影响婴幼儿的睡眠质量。因此要尽量避免超过晚上 9 点睡觉，但也不提倡过早上床，以免因过早上床而导致入睡困难，或因早睡而致晨醒较早。

（三）睡前活动

成人可以通过采集外在信息来帮助内在的生物钟运转，根据时间来安排就餐时间、睡觉时间。然而，婴幼儿没有办法识别时间，所以其必须依赖日常活动来感受外界的变化，从而调整他们内在的生物钟。他们需要每天在同一时间吃饭，同一时间睡觉，这样才能保证内在的生物钟基本一致。因此合理规律的睡前活动将帮助婴幼儿学会入睡，顺利完成整晚持续睡眠，同时也可以通过一些活动，比如睡前换上睡衣、洗澡、刷牙等，帮助其区分睡觉时间和白天时间。这些活动应尽早开始，可以从婴儿满 6 ～ 8 周就开始，这样有助于减少后期睡眠障碍的发生。

无论是什么活动，贵在坚持，下述有几点建议：

1. 每天活动的内容要基本保持一致，这样能够让婴幼儿对每天晚上的活动都做到心中有数。例如用餐、脱衣服、洗澡、刷牙等一些常规的活动，每天以相同的顺序在固定的时间进行。如果婴幼儿知道下一步会做什么，他会感到很放松，越放松越容易入睡。

2. 父母或托育从业者应该从婴儿出生后不久开始建立睡眠常规。刚开始的活动内容可以比较简单，持续时间短，比如就洗个澡、唱一首歌等。随着婴幼儿年龄的增长，活动内容和时间都可以逐步增加。

3. 确保睡前活动向一个方向进行。例如，一旦进入卧室，光线变暗，就应该给婴幼儿换衣服、拥抱、道晚安等，做好入睡前的准备。

4.睡前活动尽量控制在 20～25 分钟，这样既简短又温馨。如果花 2 个小时去准备睡前活动，则不叫睡前活动。睡前活动应该包括一些重要而必需内容，如果正在训练婴幼儿如厕，那么去洗手间就必须是睡前常规中的一项。

5.结束活动时尽量确保婴幼儿处于较安静的状态，不要在睡前讲恐怖故事等，应至少保证婴幼儿在睡前 10 分钟是在卧室里度过的。父母或托育从业者也不要在婴幼儿睡觉时在其身边开灯工作、看书、看电视。

（四）入睡方式

很少婴幼儿能够真正做到自我平静，往往需要借助于某种物体，如奶瓶、奶嘴、毛巾等安慰物，或需要某些行为，如拍、抱、摇动等安慰行为。这使得婴幼儿变得平静，由觉醒进入睡眠状态。

（五）睡眠姿势

常用的睡眠姿势有 3 种：仰卧、俯卧、侧卧（图 4-2）。

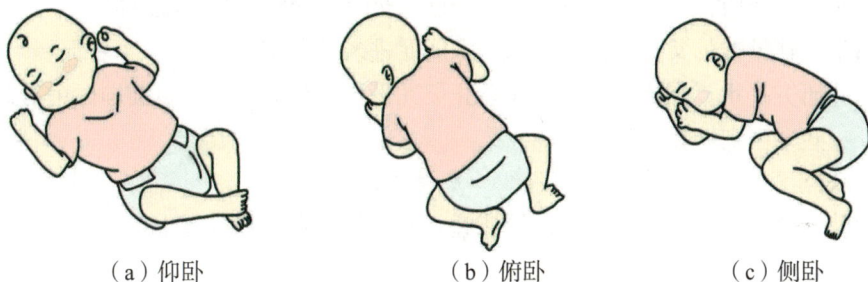

（a）仰卧　　　　　　（b）俯卧　　　　　　（c）侧卧

图 4-2　婴幼儿常用的睡眠姿势

仰卧是婴幼儿经常采取的一种睡姿，有利于肌肉的放松，不会使内脏器官受压，内脏负担较小。但仰卧使舌根后坠，有时会阻塞呼吸道，使婴幼儿呼吸困难，并且有吐奶或溢奶习惯的婴儿有发生窒息的风险。

侧卧也是婴幼儿常采取的一种睡姿，对重要器官无过分压迫，有利于肌肉放松。但 1 岁以内的婴儿头颅骨缝还未完全闭合，长时间单向侧卧，容易头部两侧不对称，并可能造成斜视。建议左右侧卧交替。

俯卧姿势入睡，可以增加婴儿头颈部和四肢的活动，这种姿势只适宜 1 个月以上的婴儿。采取这种睡姿，要求床要平，不要用枕，垫被不能太软。

不同的年龄，睡眠姿势有不同的要求：

1.新生儿宜采取侧卧位睡眠姿势。

2.对于 1 岁以内的婴儿，最好 3 种姿势交替睡，不要总固定一个姿势。也可根据婴儿的特点和不同的情况，交替选择适合的睡眠姿势。

3.对于正常发育的幼儿，睡眠姿势无特殊要求，以舒适和易入睡，入睡后安宁为目标。

4.刚喂完奶，应右侧卧，防止呕吐，有利于胃内食物顺利进入肠道。

5. 对于患病的婴幼儿，宜选择舒适、有利于疾病康复的睡眠姿势，以促进安睡和病情康复。心脏疾病婴幼儿，最好右侧卧；肺炎婴幼儿或咳嗽剧烈者应垫高枕头，转换体位以利于痰液咳出。

6. 睡眠时不宜摇睡、陪睡、搂睡。

（六）睡觉方式

1. 同房睡觉

在婴儿出生后几周，许多父母或托育从业者习惯在自己的床边放一个婴儿床，与婴儿同屋睡觉。因为在刚开始的几周，生活往往比较混乱，无论是白天还是黑夜，经常需要给婴儿喂奶、更换纸尿裤等。

2. 同床睡觉

（1）优点

①部分学者认为与家人同睡是自然现象，是婴幼儿情感发育的需要。

②婴幼儿在夜里会由于害怕和恐惧而哭闹，也许他只是做了一个噩梦，或者不能处理白天里不愉快的经历，而与父母身体上的亲近能暂时帮助婴幼儿克服恐惧。

③对于工作繁忙的父母来说，同床睡觉能促进亲子交流。

④有些研究提示，同床睡觉有助于防止婴儿发生猝死等意外。目前国际上对此说法不一，另外一些专家则持相反观点。

（2）缺点

①婴幼儿睡眠障碍的发生率高。同床睡觉使婴幼儿在睡眠过程中接触得多，容易促使其夜间醒来。

②同床睡觉使婴幼儿养成离不开父母的习性，一发觉父母不在就焦虑、苦恼，无法安静入睡和进行深睡眠，不利于婴幼儿独立人格的形成，而且适应能力差。

③与同房睡觉相似，父母也面临着何时让婴幼儿单独睡觉的问题。

④安全问题也是一个值得考虑的问题。或许婴幼儿被父母压伤的可能性比较低，但是婴幼儿呼吸道很有可能会被枕头或被子捂住而发生窒息，或者出现幼儿掉下床的意外事故。另一个潜在的弊端是与婴幼儿同床睡觉可能会影响父母正常的夫妻性生活。

四、睡眠问题的识别

（一）常见的睡眠问题

1. 入睡困难

入睡平均时间超过 30 分钟，每周 2 天以上。入睡时间一般是指婴幼儿发出犯困信号，如揉眼、打哈欠、注视远方、吸吮手指等，家长开始哄睡婴幼儿到其睡着所需的时间。

2. 夜醒

婴幼儿睡眠维持困难，不能整夜连续睡眠，夜间觉醒时间长。部分婴幼儿醒来后会入睡困难，需要喂食、安抚奶嘴或者依赖的安抚方式才能重新入睡，如抚摸、摇晃、轻拍等，影响父母休息。

3. 夜哭

婴幼儿白天正常，夜间啼哭，睡眠不安，时断时止，甚至通宵达旦；或伴见面赤唇红、阵发腹痛、腹胀呕吐、惊恐、声音嘶哑等。

4. 晨醒

同成年人一样，有些婴幼儿存在早起的倾向，一旦醒来很难再次入睡。

（二）睡眠问题产生的原因

1. 入睡困难

引起婴幼儿入睡困难的原因多种多样，在不同的年龄阶段可能不一样。

（1）父母没有创造一个安静舒适的睡眠环境：如室内温度不适宜，空气闭塞；婴幼儿上床后，父母仍在房间看电视、玩手机、说话等。

（2）与睡前活动紧张、兴奋有关：惊险的故事或电视、睡前做紧张的游戏会使婴幼儿一时无法入睡。

（3）害怕、恐惧也是引起婴幼儿入睡困难的常见原因：不同年龄阶段的婴幼儿害怕的内容不同。例如，婴儿可能会因为突然的移动、晃动或大声说话而受惊吓；幼儿则对陌生人、陌生环境、分离等比较敏感；而学龄前儿童独处时，往往害怕黑暗、想象中的怪物等。

（4）平时没有养成良好的睡眠习惯：如作息时间不规律，对于婴幼儿睡觉、喂奶，父母没有固定的时间安排；晚上睡觉时，父母给予过多的关注。

（5）与婴幼儿本身的气质类型有关：比如难养型婴幼儿对周围环境的改变适应能力较差，而且情绪反应强烈，夜间往往比较难自我平静而入睡。

2. 夜醒

夜醒发生的原因较复杂，除部分是由于脑损伤或发育迟缓和特殊的气质特征外，主要是由于哺育不当、家庭生活环境不良和应激事件，使其睡眠生理节律长久不能建立。

（1）环境因素：如光线过强、噪声等，都会造成夜醒。睡眠地点的频繁改变也是影响婴幼儿睡眠的常见因素。

（2）家长照护不当：婴幼儿有自己的睡眠方式和觉醒规律，而部分父母不了解这一点，对他们的睡眠给予不合适的干扰，则可能导致夜醒。例如，婴幼儿在浅睡眠时常有睁眼、吸吮、哭闹、翻身等无意识的行为动作，父母却误认为婴幼儿醒了，把他唤醒，久而久之婴幼儿就夜醒。此外，6个月后的婴幼儿夜间无须进食，但家长担心婴幼儿饥饿，在夜间唤醒婴幼儿喂奶，婴幼儿摄入大量液体使夜尿增多，也会干扰婴幼儿夜间睡眠的维持。

（3）躯体疾病：中枢神经系统损害、发育异常和其他一些疾病也可引起夜醒。

（4）牛奶过敏或某种配方奶过敏：多发生在出生后几周至几个月，是早期最常见的导致夜醒的原因，婴儿会因频繁腹痛而夜醒。

（5）出牙导致的不舒服：这种情况一般在出生后3个月左右出现。牙齿萌出前周围的牙龈会肿胀有压痛，可能还会有轻微的体温升高，从而导致婴幼儿夜醒。

3. 夜哭

部分婴幼儿在出生后前 3 个月，固定于夜间的某一时段内哭闹，一次持续 3 个小时或更长，发作时肚子鼓鼓的，这可能和婴幼儿肠绞痛有关，这种啼哭家长很难安抚。也有最新的研究提示，婴儿只有几周大，每天却要处理大量的信息和刺激，处于过度负担状态而哭泣。有的婴幼儿夜哭是因为睡眠节律尚未形成，睡眠无规律，生物钟紊乱，无法调节睡眠。另外，白天受了惊吓，吃得过饱或过于饥饿，腹痛、呼吸道感染、鼻塞等，均会造成婴幼儿夜哭。

4. 晨醒

婴幼儿的生长发育需要在夜间进行，此时体内新陈代谢加快，能量消耗较大，夜间过早睡觉，如晚上 7 点或更早上床睡觉，婴幼儿容易因饥饿而醒来，同时长时间的饥饿会影响其睡眠质量，进而影响生长发育。另外便是被嘈杂声吵醒，婴幼儿的神经系统尚未发育完善，对环境的适应能力较弱，一旦被吵醒就很难再次入睡。

（三）睡眠问题的处理

1. 入睡困难

（1）每天按时将孩子在醒着的时候放到床上，孩子可以学会独自入睡。

（2）晚上将孩子放在床上之前，至少要让他保持 4 个小时的清醒状态。

（3）当婴儿出现困意时，及时将婴儿放到床上，避免抱睡、摇睡等过度安慰，抚触有助于婴儿入睡。

（4）幼儿睡前可以给他洗澡、换睡衣，然后上床讲故事、交流。愉快的睡前时光可维持 20 ～ 25 分钟，然后说"晚安"，关灯离开。

（5）家里可以有正常的响声，不需要绝对的安静。

最初几天可能幼儿不能马上入睡，可允许他多待 1 个小时，但是必须待在自己的房里，到了正常睡觉的时间就关灯。如果孩子入睡过程十分平和，没有哭闹，父母可以将入睡时间逐步前移。一般情况下，只要坚持下去，3 ～ 4 天就能取得明显的效果。

2. 夜醒

（1）避免或正常解决各种生活应激事件，对于家庭纠纷应妥善处理，以免对孩子产生刺激。

（2）建立规律的作息制度、良好的生活环境和睡眠环境。

（3）指导父母认识良好睡眠习惯形成的重要性，培养婴幼儿在没有父母的安抚下入睡，尽量避免父母过度参与和不必要的干扰，否则婴幼儿易发生夜醒，且没有父母的安抚就无法再次入睡。应尽量逐渐让孩子和父母分床，减少夜间父母帮助。不要孩子一哭就去安抚，避免不良助睡。对待夜醒不能对孩子训斥和惩罚。

（4）对于夜间需要喂奶、喝水、小便的婴幼儿，可采取提前唤醒法，即在了解因某种原因夜醒习惯后，在其自然觉醒之前 15 ～ 20 分将其唤醒，再使其入睡，这样因是带着困意醒来的，很快就会酣然入睡。

（5）排除躯体疾病导致的频繁夜醒：如过敏等，应做详细的医学检查。对极个别睡眠少而父母焦虑，或脑损伤和发育迟缓的患儿，如治疗较困难，可短期用药，并与原发病并治。

婴幼儿在大多数情况下夜醒是暂时的，早期给予针对性睡眠卫生指导和行为治疗具有良好的效果。治疗不能操之过急，需循序渐进。

3. 夜哭

哭是婴幼儿的一种本能反应。刚出生的婴儿还不会说话，幼儿还不能完整表达自己的需求，婴幼儿尤其是婴儿感到痛苦的时候只能通过啼哭来表达。引起婴幼儿夜哭的原因很多，可根据实际情况，参考以下方案解决。

（1）生理性夜哭：这类哭闹均无发热，检查一切正常，哭声洪亮，间歇中精神、面色正常，当满足需要或消除不良因素后哭闹即停止。

①父母需要确保婴幼儿的基本需求得到满足。检查尿布是否干燥，是否需要喂食或喝水。同时，确保婴幼儿处于舒适的环境中，温度适宜、床铺干净柔软。

②当婴幼儿因吃得过饱或饥饿时啼哭，他们的身体会通过一系列反应来向我们传达他们的需求。例如当婴幼儿吃得过饱时，他们的肚子可能会鼓起来，并且会有一种胀胀的感觉，此时应喂奶后及时竖起拍嗝或通过按摩腹部帮助排气；当婴幼儿饥饿时，他们可能会频繁地把手放进嘴里吸吮，或者舔嘴唇，此时应及时喂奶。

③当婴幼儿因生理性绞痛啼哭，处理方式主要是改进照护和喂养。例如，有些肠绞痛的婴幼儿对牛奶蛋白过敏，可以尝试水解蛋白奶粉。倘若在48小时内症状减轻则证明有效，建议继续水解蛋白奶粉喂养，反之则按原奶粉喂养，不建议给婴幼儿换用豆奶或其他乳制品缓解肠绞痛。肠绞痛与母亲的饮食也有一定的关系，进行母乳喂养的母亲可以尝试减少牛奶、鸡蛋、坚果、小麦的摄入，观察情况是否有改善。

④当婴幼儿出现夜哭时，父母可以尝试使用安抚技巧来缓解婴幼儿的情绪。轻拍婴幼儿的背部或摇晃摇篮可以帮助他们放松并入睡；使用柔和的音乐也可以帮助婴幼儿安静下来；有些婴幼儿喜欢听父母的声音，因此父母可以尝试低声唱歌或讲故事来安抚他们；轻轻抚摸婴幼儿的头，轻拍或抚摸他们的后背、前胸。婴儿按摩可明显改善母婴间的互动，并能缓解婴儿哭闹。

⑤当尝试了以上方法，婴幼儿仍然会哭闹不止时，父母需要保持耐心和冷静。不要过度焦虑或生气，否则可能会使情况更加恶化。相反，尝试放松自己，与婴幼儿建立亲密的联系，可能会有意想不到的收获。

⑥如果婴幼儿的夜哭问题持续存在并且严重影响了家庭的日常生活，父母可以考虑咨询医生或专业人士的建议。他们可能会提供一些建议或治疗方法，帮助婴幼儿克服夜哭问题。

（2）病理性夜哭：以哭闹为突出表现而需要鉴别的疾病有颅内感染、肠痉挛、肠套叠、佝偻病。其他如上呼吸道感染、中耳炎、皮肤感染、肛裂和尿道口炎亦可引起哭闹。此外，蛲虫（线头虫）感染常成为夜间小儿哭闹的原因之一。

如果婴幼儿因为病理性因素夜哭应及时就医，解决病源问题。

4. 晨醒

（1）以 1 个小时为单位提前或推后入睡时间，看看早晨醒的时间有无变化。如果没有相对固定的入睡时间，那要做全面的调整。

（2）提前唤醒。于孩子习惯性醒来的时间点提前 1 个小时，轻轻唤醒孩子，然后再安抚让他入睡，促进他跨越习惯性晨醒时间。

（3）增加自我入睡的能力，减少频繁夜奶。

（4）建立舒适的环境，减少噪声的出现。

托育案例

在温馨的某托育中心里，有一位名叫小花的托育从业者，1 岁半名叫嘉嘉的小女孩引起了她的注意。小花发现嘉嘉的笑声最近变少了，取而代之的是昏昏欲睡的样子。

小花与嘉嘉的妈妈进行了温馨的交流，听说嘉嘉每晚都难以入睡，而且夜里会醒来好几次。小花开始仔细观察和分析，这种情况可能与嘉嘉的睡前活动无规律、牙齿生长的不适和睡前奶量过多有关。

小花和嘉嘉的妈妈共同商讨了一个全面的改善计划。小花提议，首先要为嘉嘉建立一个固定的睡前例行程序，包括听轻柔的音乐和讲温馨的故事时间，以帮助嘉嘉放松心情，逐渐进入梦乡。她还建议使用安全的冷敷方法来缓解嘉嘉牙齿生长的不适，并适当调整嘉嘉睡前的奶量，以减少夜间醒来的次数。此外，小花还帮助嘉嘉的父母优化了嘉嘉的睡眠环境，确保房间温暖、安静，使用舒适的睡袋，并控制好房间的光线和噪声，为嘉嘉创造了一个理想的睡眠空间。

随着这些措施的实施，嘉嘉的睡眠质量逐渐改善。她开始能够更快地入睡，夜里醒来的次数也大大减少。白天，嘉嘉再次变得活泼好动，她的笑容像阳光一样照亮了托育中心的每一个角落。

嘉嘉的父母对小花充满了感激，他们高度赞扬了小花的专业性和关爱。小花的成功案例也在此托育团队中传开了，提醒着每一位托育从业者：在关爱、耐心和专业知识的指引下，托育从业者能够为婴幼儿的成长创造奇迹。托育工作不仅是一份职业，更是一种使命，一种能够深刻影响未来一代的重要使命。在这个过程中，每一位托育从业者都是引领者、守护者和孩子们成长道路上的明灯。

实训三 婴幼儿睡眠照护

情景案例

9 个月的糖糖是个可爱的小女孩，但其母亲对托育师说，糖糖睡眠质量不太好，托育师建议糖糖的母亲为糖糖建立舒适的睡眠环境，请问舒适的睡眠环境该如何建立？

【目的】

1. 为婴幼儿创造良好的睡眠环境。

2. 提高婴幼儿的睡眠质量，促进他们的健康成长。

【评估】

1. 婴幼儿姓名、年龄、性别、出生日期等。

2. 环境干净，整洁，安全，温、湿度适宜。

3. 用物完好无破损。

4. 托育从业者着装整齐。

5. 向家长询问婴幼儿既往的睡眠情况：有无入睡困难，夜醒是否频繁，醒来后的情绪状况，单独睡还是与父母同睡等。

【计划】

1. 自身准备

着装整洁，修剪指甲，洗手，戴口罩。

2. 婴幼儿准备

情绪平稳，配合程度良好。

3. 用物准备

照护床、婴幼儿仿真模型、签字笔、记录本、温度计、湿度表、合适的床上用品。

4. 环境准备

环境整洁、安静、舒适、安全。

【操作步骤】

1. 卧室设置适宜的温度、湿度

温度 20 ～ 22℃，湿度 55% ～ 65%。

2. 保持安静

日间可有正常的噪声，夜间尽量保持安静。

3. 光线适宜

日间正常光线，夜间关掉卧室灯光。

4. 照护床适宜

大小合适的婴儿床，铺上较硬的床垫、重量合适的被子。

5. 记录并评估婴幼儿入睡时的睡眠环境

入睡时的光亮度、噪声、房间的温度和湿度、婴儿床、睡衣等。

6. 记录并评估睡眠状况

睡眠时是否打鼾、呼吸是否平稳、浅睡的时长、日间睡眠连续时长、夜间睡眠连续时长。

7. 整理用物，洗手

操作完毕后，整理用物，并洗手。

【评价】

1. 操作规范，动作轻柔、熟练。

2. 态度温和，体现人文关怀。

3. 能建立一个良好的睡眠环境。

【注意事项】

1. 动作熟练轻柔，避免不必要的伤害。

2. 安抚家长的焦虑情绪。

实训四　婴幼儿睡眠习惯的建立

情景案例

明明是个 2 岁的小男孩。托育从业者通过明明的妈妈填写的儿童睡眠评估量表（表4-1）发现，明明每天晚上 11：00 睡觉，白天或夜晚入睡时间超过 1 个小时，同时入睡后容易惊醒。

托育从业者如何指导家长帮助明明建立良好的睡眠习惯？

表4-1　儿童睡眠评估量表

填表说明：根据最近一个月的睡眠情况填写此表。偶尔：每周少于一次。有时：每周 1 ~ 2 次。经常：每周 3 ~ 5 次。总是：每周 6 ~ 7 次。家长联系电话：						
姓名		性别		年龄		出生日期	
1. 如果婴幼儿白天小睡，大约（　）次/天，一般每次小睡时间（　），白天总睡眠时间（　）小时。						
2. 睡前一小时，婴幼儿参与了哪些活动？（可多选） 渴奶□　洗澡/洗屁股□　抚触亲子互动，如玩游戏、听歌□　听音乐/音乐玩具□　讲故事□						
3. 婴幼儿睡前活动固定有序吗？　是□　否□						

续表

4. 晚上开始哄睡的时间常是:( )时( )分。从哄睡到睡着一般用( )分钟					
5. 晚上婴幼儿睡着时间是( )时( )分,早上觉醒时间是( )时( )分,夜晚总睡眠时间是( )小时					
6. 婴幼儿一般夜醒( )次,其中自己醒来( )次,大人叫醒( )次,每次夜醒时间持续约( )分钟					
7. 婴幼儿睡眠有规律吗? 是□ 否□ 8. 婴幼儿有自己单独的卧室吗? 是□ 否□					
9. 婴幼儿有自己单独的睡床吗? 是□ 否□ 10. 婴幼儿入睡时至少有一个家长在旁边陪伴? 是□ 否□					
11. 昨晚你在什么情况下将婴幼儿放在床上睡觉? (单选) 婴幼儿完全清醒时□ 婴幼儿犯困时,但还没睡着□ 婴幼儿睡着时□					
12. 婴幼儿入睡方式是: 自己躺床上单独入睡□ 家人抱着,摇晃走动□ 含着安抚奶嘴□ 吃奶时□ 入睡时旁边有人摇小床或小推车□ 抱着玩具或其他安抚物□ 其他方式□					
13. 婴幼儿睡眠地点: 单独房间单独小床□ 同房不同床□ 与家人同床□ 家人抱着或者背着□ 其他地方□					
14. 你是如何处理婴幼儿夜醒/夜哭的? (可多选) 观察几分钟,看婴幼儿能否重新入睡□ 用奶瓶给婴幼儿喂配方奶/母乳□ 安抚婴幼儿,如说话、抚摸,但不将他抱起来□ 将婴幼儿抱到大人床上去睡□ 将婴幼儿抱起,并在醒着时重新放在床上□ 将婴幼儿抱起,直到他重新入睡□ 给婴幼儿玩具或安抚奶嘴等其他安慰物□ 给婴幼儿换纸尿裤□ 不做处理,婴幼儿自己重新入睡□ 其他□					

15. 婴幼儿近期睡眠状况:	从不	偶尔	有时	经常	总是
(1)睡眠时呼吸困难					
(2)睡眠时呼吸暂停					
(3)睡眠时打鼾					
(4)睡眠不安静、惊跳、踢腿					

【目的】

1. 制订婴幼儿睡眠计划表。

2. 帮助婴幼儿建立良好的睡眠习惯。

【评估】

1. 环境干净,整洁,安全,温、湿度适宜。

2. 托育从业者着装整齐,首饰取下,双手清洁。

3. 托育从业者根据家长填写的儿童睡眠评估量表和询问家长婴幼儿的睡眠习惯,综合评估婴幼儿最近的睡眠情况与睡眠习惯。

【计划】

1. 自身准备

着装整洁,修剪指甲,洗手,戴口罩。

2. 婴幼儿准备

情绪平稳，配合程度良好。

3. 用物准备

婴儿床、婴幼儿仿真模型、座椅、记录本、消毒剂。

4. 环境准备

环境整洁、安静、舒适、安全。

【操作步骤】

1. 操作前准备

根据评估结果与家长沟通婴幼儿目前的睡眠情况，讲解建立良好睡眠习惯的重要性及方法，与家长共同设计睡眠的时间。

2. 环境建立

（1）温度：房间温度 20 ～ 22℃。

（2）光线：日间睡觉不拉窗帘，保持正常的光线；夜间睡觉前让室内光线暗一些，让婴幼儿尽快平静下来。

（3）湿度：房间湿度 55% ～ 65%。

（4）声音：在婴幼儿醒着的时候，让室内处于明亮状态，多与婴幼儿玩耍。日间睡觉不必刻意回避说话声、电视声音等。

（5）床品：包括大小合适的婴儿床、较硬的床垫、合适的床上用品。

3. 建立良好的睡眠习惯

（1）入睡前准备。帮助婴幼儿进行排便，换上干净、舒适的纸尿裤。每晚入睡前有 15 ～ 25 分钟的睡前活动，睡前活动时间、顺序固定，可以是盥洗、讲故事、听轻音乐、说晚安等。

（2）睡前 10 分钟进入卧室（就寝房间），保持室内安静，调暗卧室光线，婴幼儿睡着后关掉灯光，可适当给予鼓励、拥抱、安抚，轻声告诉婴幼儿现在是睡觉时间。

（3）观察婴幼儿的入睡情况，让婴幼儿舒适地入睡。

（4）协助婴幼儿采取正确的睡姿，仰卧或侧卧。

（5）关于日间睡眠时间和次数，可结合婴幼儿的年龄安排白天 1 ～ 4 次小睡，每次 30 ～ 120 分钟。

（6）晚上睡前至少保持 4 个小时的清醒状态。

（7）如果婴幼儿白天睡觉时间长，而晚上清醒时间长，可以尝试白天叫醒婴幼儿的方式，通过和他玩耍、户外活动等方式来消耗婴幼儿的精力，转变日夜颠倒的睡眠模式。

（8）整理用物，洗手，记录婴幼儿的入睡时间、睡眠时间、睡眠姿势及清醒后的精神状态。

【评价】

1. 操作规范，动作娴熟。

2. 操作过程中动作轻柔。

3. 态度和蔼，关爱婴幼儿。

4. 帮助婴幼儿建立睡眠习惯。

【注意事项】

1. 动作熟练声音轻柔，避免不必要的伤害。

2. 安抚家长的紧张焦虑情绪。

第二节 婴幼儿喂养照护

婴幼儿期是儿童体格生长和智力发展的关键时期。营养是生长发育的物质基础。婴幼儿在生长过程中，不同年龄段有不同的营养需求。对于婴幼儿而言，母乳喂养和食物添加喂养的科学合理是保证婴幼儿达到良好营养状况的关键。

一、婴儿喂养中的常见问题

（一）溢奶、吐奶

溢奶、吐奶是婴儿喂食中最常见的现象。婴儿胃呈水平位，其食管进入胃的贲门括约肌松弛，胃接十二指肠的幽门括约肌又较紧，所以常会发生胃食管反流而吐奶。因此喂奶姿势和方法要正确，不要让婴儿吞入空气，喂奶量也不要过多，喂奶也不要过快。偶尔吐奶不需要治疗，如果吐奶频繁或出现喷射样呕吐，应去医院诊治。

（二）大便不正常

婴儿的大便一般是糊状，黄色，水分不多，质软。母乳喂养的婴儿，每日大便 5 ~ 6 次或更多，配方奶喂养的婴儿大便可能每天 2 ~ 3 次。只要婴儿大便性状、次数正常，无腹痛、排便困难，偶含少许黏液、小乳块、呈绿色（这与胆汁在肠道未转化成胆红素有关），不一定是病态。婴儿大便不正常，往往是因为消化功能短暂紊乱，由喂多、喂少、喂乱等引起，这时需调整喂养方法和奶量，2 ~ 3 天后会自行恢复，不应禁食。但若大便带脓血，就必须去医院诊治。

（三）厌食、拒食

厌食、拒食可发生在婴儿任何月龄，也不论何种喂养方式。厌食大多是生理性厌食，由喂养不当引起，例如喂食太频繁或凌乱，辅食添加过早或过多，强迫喂养等，可给婴儿服用益生菌，改善消化道功能，一般 2 ~ 3 天即可恢复。厌食或拒食也可发生在改变居住地或更换托育师时，所以遇到婴儿拒食或厌食时，排除疾病后，再观察有无环境改变等因素影响婴儿情绪和食欲，并适当处理。

二、幼儿不良进食习惯形成的原因

（一）病理原因

体弱多病，肠胃不适，上呼吸道感染，这些都可能引起幼儿食欲不振。体弱幼儿的肠蠕动速度缓慢，胃内排空时间长，从而导致食欲减退。

（二）饮食不当

幼儿无节制吃零食，导致正餐时进食量减少或者不进食。

（三）教养不当

家长的溺爱也可能使幼儿养成挑食的习惯，喜欢吃的就大量进食，不喜欢吃的则不进食。

（四）活动量不当

活动量过大或过小都会影响幼儿的食欲和进食量。活动量过小，活动内容单调，会影响幼儿的消化吸收功能；活动量过大，活动时间过长，引起过度疲劳，也会影响幼儿的食欲和进食量。

（五）引导不当

如果家长采取简单粗暴的教育方法，如强迫幼儿进食，会使幼儿产生一种恐惧心理，从而厌食。

三、幼儿不良进食习惯的危害

（一）形成终生的饮食偏好

早期频繁接触某些食物会对幼儿今后的饮食偏好产生持久的影响。如果幼儿早期习惯了进食高脂肪、高糖和过咸的食物，那么他长大后也会偏好这样的口味。

（二）蛋白质 – 能量营养不良

蛋白质 – 能量营养不良是由于多种原因引起能量和（或）蛋白质缺乏所致的一种营养缺乏症。本病多见于 3 岁以下的婴幼儿，主要表现为体重下降、皮下脂肪减少或消失、贫血、水肿等症状。随着病情的加重，幼儿还会出现骨骼生长减慢，身高也低于正常。

（三）缺铁性贫血

缺铁性贫血是由于体内铁缺乏导致血红蛋白合成减少而引起的贫血，是婴幼儿贫血中最常见一种类型，任何年龄均可发病，以 6 个月至 2 岁婴幼儿发病率最高，是我国儿童保健重点防治的"四病"之一。本病发病缓慢，早期无明显症状，随着病情的进展，皮肤黏膜逐渐苍白，易疲乏，不爱活动。该病一般预后良好，但若长期不治疗，可导致幼儿体格发育缓慢，免疫力、抵抗力下降，严重时可影响智力发育。

（四）维生素 D 缺乏性佝偻病

其发病高峰在 3 ~ 18 月龄，由缺乏维生素 D 导致。婴幼儿出生数日后即可开始补充维生素 D，尽早进行户外活动，充分暴露身体部位，以预防佝偻病的发生。患维生素 D 缺乏性佝偻病者应按医嘱治疗。

四、异常饮食问题及照护措施

（一）喂养困难

喂养困难是指儿童持续进食不当，或持续反刍或反胃，造成体重不增或下降。遗传学研究显示，喂养困难在单卵双生子的发病率明显高于异卵双生子，提示该病与遗传因素有关。另外，锌、铁等微量元素缺乏也可以成为本病的发病原因。

1. 婴幼儿喂养困难的原因

喂养本身是一个复杂的生理过程，正常的婴幼儿喂养行为通过喂养者和婴幼儿之间一系列正性、积极的生理和情感互动，完成婴幼儿的营养和情感需求。与婴幼儿喂养困难发生相关的影响因素主要涉及食物、婴幼儿、喂养者、喂养行为和喂养环境五个方面。这些因素相互联系，交互影响。喂养与消化系统的结构和功能密切相关，需要口腔的发育正常、完整的感知觉反馈、正常的肌肉张力等，其中任何一个环节出现问题都会导致喂养困难。同时，喂养过程受环境的影响很大，其中最常见的环境因素是母子关系不正常，婴幼儿以进食行为表达对父母过度保护、过度控制的反抗。

2. 婴幼儿喂养困难的照护措施

（1）育儿指导：在对婴幼儿与主要喂养者的相互关系和家庭环境了解的基础上，给予父母有针对性的育儿指导，消除喂养者过度保护或过度控制的观念和行为。

（2）激发食欲：如果婴幼儿对食物表现出抗拒，不应采取强迫进食的手段，而应寻找足够的机会，在愉快的情况下去尝试食物，多数婴幼儿会从拒绝到接受，自然进食。反射性吸吮和饥饿提供最初的喂养动力。喂养成功的关键在于激发婴幼儿的食欲，在有食欲的情况下进食，并在进食的过程中感受到愉快的口腔和消化道刺激，可使进食行为得到强化。

（3）补充锌剂及健胃食物：锌的缺乏会使婴幼儿的食欲下降，偏好口味重的食物，故这类婴幼儿可予补充锌剂。也可适当应用健胃食物激发婴幼儿食欲。

（4）预防：对于不同气质的婴幼儿采用不同的方法，以解决婴幼儿对过度控制的反抗；在日常膳食中，注意铁、锌等微量元素的补充，对确有器质性疾病的婴幼儿应及早就医诊治。

（二）挑剔进食

挑剔进食简称挑食，是指儿童对食物种类的偏好，表现为对自己喜爱的食物毫无节制，而对自己不喜欢的食物一概拒绝，是一种不良进食习惯，而不是一种疾病。严重挑食或偏食时间过久会导致因食物单调引发营养不良或肥胖、胃肠功能紊乱。目前全国并无准确的流行病学调查资料，仅有部分地区的局部调查资料。近年在全国 22 个城市对 1～3 岁儿童饮食行为问题的流行病学调查结果显示：34.7% 的儿童有至少一种饮食行为问题，其中 19.0% 的儿童强烈偏爱某种食物。

1. 婴幼儿挑剔进食的原因

（1）家长的影响：挑食的影响因素可能是多方面的，其中就包括家长食物种类选择单一、制作方式单一、食物质地不符合儿童需要、辅食添加时间错过味觉发育敏感期和咀嚼发育关键期等。据研究资料显示，挑食有一定的家族性，许多挑食的儿童其亲属挑食的比例高于其他人群，挑食可能是儿童模仿父母、兄弟姐妹或养育者的结果。有些儿童已经出现了对某些食物的偏爱倾向，但父母出于对儿童的溺爱和迁就，明知这种偏爱不对，但担心儿童饥饿，仍经常给其做或买这些食物，这样子女的偏爱就容易被逐渐强化而固定下来，成为不良习惯。

（2）微量元素铁和锌的缺乏：铁缺乏会影响胃肠道消化酶的功能，导致食欲缺乏；锌缺乏可以使味觉减退，对清淡蔬菜更感无味，而偏爱口味浓的食物。

2. 婴幼儿挑剔进食的表现

好发年龄为 2～6 岁，主要表现为吃得少、吃得慢、对食物不感兴趣、拒绝吃某些食物（＞1 个月）、不愿尝试新的食物、强烈偏爱某些质地或某些类型的食物，造成膳种的单一。严重者可导致消化功能紊乱，出现便秘等。

3. 婴幼儿挑剔进食的照护措施

（1）营养评价及指导：对儿童的体格生长进行全面评价，尤其是利用生长曲线图监测身高和体重的增长情况，采用膳食频度法和 24 小时回顾法的结果了解膳食营养素的摄入情况，进行必要的实验室检测如微量元素、血红蛋白、食物过敏、肠道菌群失调等，根据结果给予相应的处理。

（2）改善家庭进食环境：家庭进食环境对幼儿有很大的影响，要改善幼儿的挑食必须先改变家庭环境，发挥父母及其他家人的榜样作用，创造良好的进食环境，促进幼儿改变不良进食行为。

（3）进食行为指导：进食时避免分心（电视、故事、玩具），规定进食时间（<25 分钟），逐步引入新食物，鼓励自己进食，体验饥饿，获得饱感，限制两餐之间的零食，餐前不喝饮料，两餐之间隔一定的时间，提供适合其年龄的食物。

（4）预防：强调早期预防，从小培养良好的饮食习惯，从婴儿期添加辅食做起。添加辅食时应多样化，初次给予的辅食要专门制作，不适于婴幼儿咀嚼能力的加工方式或成人膳食会引起婴幼儿反感和拒食。一种食物连续添加的时间不宜过长，以免儿童吃腻或产生依赖。在幼儿期，对儿童喜欢吃的食物，应限量并间隔其他食物。在食物的采购制作上应多样化，使儿童保持新鲜感。饭前不吃零食，不喝饮料。有偏食倾向要及时纠正。膳食中注意含铁、锌等微量元素食物的补充，有利于挑食的预防。同时要注意创造良好的饮食环境，照顾者的饮食习惯对儿童有潜移默化的影响，父母及家人要做好表率作用，注意不要强迫儿童进食，更不能责骂。

4. 婴幼儿辅食添加的注意事项

（1）辅食的品种要多样，通过进食不同种类的辅食，还能扩大婴儿的味觉感受范围，防止今后出现挑食等不良的进食行为。对于1岁以内的婴儿，建议其辅食不要添加盐、味精、蜂蜜等，以避免婴儿因此而缺乏一些微量元素，麻油、调和油以及橄榄油等可以适量添加。

（2）制作辅食一定要选择新鲜的食材，对于吃不完的辅食不建议再次加热给婴儿食用，因为婴儿的肠胃功能比较弱，易引起腹泻等。

（3）辅食的温度一定要适宜，不要过凉或者过烫，过烫的食物会烫伤婴儿的口腔黏膜，过凉则很可能刺激婴儿的肠胃，引起腹泻。

（4）吃饭在固定的地点，使用专用餐具，以洗手、戴围兜或穿反穿衣作为婴儿明确的开餐信号。

（5）固定每日添加辅食的时间，如在上午及下午喂奶前，先喂辅食，再补些奶。固定的喂养时间，能够使婴儿容易形成进餐规律，接受辅食喂养。

（6）让婴儿和家人一起吃饭，家庭成员不妨稍微夸大进食的动作，开心地咀嚼食物，这可以向婴儿传递一个良好的信息——吃饭是件有趣的事情。

第三节　婴幼儿排泄照护

一、排尿

排尿是指尿在肾脏生成后经输尿管而暂贮于膀胱中，贮到一定量后，一次地通过尿道排出体外的过程。排尿是受中枢神经系统控制的复杂反射活动。排尿可调节水、电解质和酸碱平衡，维持人体内环境的相对稳定。

（一）婴幼儿尿液的评估

1. 尿量及次数

尿量是反映肾脏功能的重要指标之一，婴幼儿每天排尿量与排尿次数见表4-2。

表4-2　婴幼儿每天排尿量与排尿次数

年龄	每天排尿量（mL）	每天排尿次数（次）
0～2天	0～80	4～5
3～10天	30～300	20～25

续表

年龄	每天排尿量（mL）	每天排尿次数（次）
10 天至 2 个月	120 ～ 450	20 ～ 25
2 ～ 6 个月	200 ～ 450	15 ～ 20
6 个月至 1 岁	400 ～ 500	15 ～ 16
1 ～ 3 岁	500 ～ 600	10

2. 颜色

正常新鲜的尿液呈淡黄色或深黄色，由尿胆原和尿色素所致。尿液浓缩时可致尿量少，色深；尿液稀释时可致尿量多，色浅。尿液颜色还受某些食物、药物的影响，如进食大量胡萝卜或服用维生素 B_2，尿液的颜色呈深黄色。在病理情况下，尿液的颜色有下列变化：

（1）血尿：离心沉淀后的尿液，镜检下每高倍视野有红细胞 3 个以上即为血尿。血尿颜色的深浅，与尿液中所含红细胞的多少有关。含红细胞少者，尿色正常；尿液中含红细胞多时呈洗肉水色或血色，常见于急性肾小球肾炎、泌尿系结石、尿路感染及泌尿系肿瘤、结核等。

（2）蛋白尿：正常婴幼儿尿中含微量蛋白，定性试验呈阴性。若持续出现蛋白尿，表现为尿液泡沫过多，应及时去医院就诊。蛋白尿常见于急性肾小球肾炎、肾病综合征等肾脏器质性疾病。

（3）脓尿：是指尿液中含有大量的脓细胞，表现为尿液混浊，提示泌尿系感染。

（4）乳糜尿：因尿液中含有淋巴液，故尿呈乳白色，见于丝虫病。

3. 透明度

正常新鲜尿液清澈透明，放置后可出现微量絮状沉淀物，系黏蛋白、核蛋白、盐类及上皮细胞凝结而成。蛋白尿不影响尿液的透明度，但振荡时可产生较多且不易消失的泡沫。新鲜尿液发生混浊有以下原因：

（1）正常情况下，尿液含有大量尿盐时，尿液冷却后可出现微量絮状沉淀物，但加热、加酸、加碱后，尿盐溶解，尿液重新变为澄清。

（2）异常情况下，尿液中含有大量脓细胞、红细胞、上皮细胞、细菌或炎性渗出物，排出的新鲜尿液呈白色絮状混浊，在加热、加酸、加碱后，尿液混浊度不变，见于泌尿系统感染。

4. 气味

正常尿液的气味来自尿内的挥发性酸，尿液久置后因尿酸分解产生氨，故有氨臭味。若新鲜尿有氨臭味，疑有泌尿系统感染。糖尿病酮症酸中毒时，因尿中含有丙酮而呈烂苹果味。有机磷农药中毒者尿液有大蒜臭味。此外，某些食物和药物也可使尿液呈特殊气味。

5. 酸碱反应

正常人尿液呈弱酸性，pH 值为 4.5～7.5，平均值为 6。食物的种类和疾病可影响尿液的酸碱性。如进食大量蔬菜，尿液可呈碱性；进食大量肉类，尿液可呈酸性；酸中毒婴幼儿，尿液可呈强酸性；严重呕吐婴幼儿，尿液可呈强碱性。

6. 比重

尿比重取决于肾脏浓缩功能，尿比重与尿量成反比。正常情况下，尿比重波动于 1.015～1.025 之间，若尿比重固定于 1.010 左右，则提示肾功能严重障碍。

（二）常见的排尿问题

1. 多尿

多尿多由饮水过多引起。若发现长期尿量增多，伴有多饮、多食，并且体重减轻，常见于儿童糖尿病、尿崩症等，应去医院检查。

2. 少尿、无尿

婴幼儿每日尿量 <200mL 时，为少尿。若婴幼儿每日尿量 <50mL，为无尿。其常见于心脏、肾脏功能衰竭等疾病，应及时就医。

3. 尿潴留

尿潴留指尿液在膀胱中无法正常排出的情况，通常由膀胱肌肉无法有效地收缩或尿道阻塞引起。尿液在膀胱内滞留，可造成不适、疼痛和其他健康问题，应及时就医。

（三）日常排尿的照护措施

1. 心理照护

安慰幼儿，缓解或消除其焦虑和紧张情绪。

2. 提供隐蔽的排尿环境

关闭门窗，屏风遮挡，无关人员回避，使幼儿安心排尿。

3. 调整体位和姿势

酌情协助幼儿取适当体位，如略抬高上身或坐起，尽可能使幼儿以习惯姿势排尿。

4. 诱导排尿

利用某些条件反射诱导排尿，如听流水声或用温水冲洗会阴部。

5. 健康教育

指导幼儿养成定时排尿的习惯等。

二、排便

排便是指因肠蠕动将粪便推移至直肠，刺激直肠壁内感受器，兴奋冲动沿盆神经、腹下神经传至脊髓腰骶段的初级排便中枢，同时上传至大脑皮层，从而产生便意，引发排便反射的过程。大便的成分主要包括水分、纤维素、蛋白质、脂肪和无机盐等。通过排泄大便，人体可以将不需要的物质排出，保持身体内部的清洁和健康。

（一）婴幼儿粪便的评估

1. 排便次数

每个婴幼儿由于排便习惯不同，每天的排便次数也会不同。而且，不同年龄阶段婴幼儿的排便次数也存在很大差异。托育从业者可以通过以下内容来判断婴幼儿每天的大便是否正常。

（1）新生儿：新生儿是指出生后 28 天内的婴儿。这个阶段婴儿排出的胎便一般为墨绿色，随后过渡为绿色、稀薄的大便，或者伴有奶瓣，一般一天排便 2～5 次，但有的婴儿会一天排便 7～8 次。

（2）满月至 6 个月：这个阶段婴儿的大便为黄色软便、糊状便或烂便，每天排便 6～7 次。

（3）6 个月至 1 岁：随着辅食的添加，婴儿的饮食结构发生改变，其大便也会有所不同，主要表现为成条的软便、糊状便。一般来说，每天排便 2～3 次都是正常的。

（4）1 岁以后：满周岁后的幼儿每天排便的次数与成人比较接近，可能会每天 1 次。母乳喂养的幼儿大便次数较多，每天排便 2～4 次；人工喂养的幼儿每天排便 1～2 次，有的隔天 1 次，甚至会发生便秘。

2. 大便的颜色

大便的产生与食物有着直接的关系。新生儿出生后，随着身体逐渐发育和添加辅食，大便的颜色也逐渐发生变化。

一般来说，婴儿在刚出生的时候，其胃肠道没有任何食物，此时的胎便由羊水、黏液、皮屑等构成，一般呈墨绿色，黏黏糊糊的，没有异味。出生 2～4 天后，婴儿的大便逐渐变为黄绿色，而且黏性有所下降，为过渡期大便，这也意味着婴儿开始消化吃到的母乳或配方奶了，肠道已经开始工作了。另外，婴儿大便的颜色还与喂养方式有直接关系，母乳喂养和人工喂养就存在很大差别。

（1）纯母乳喂养：纯母乳喂养时，婴儿大便的颜色为黄色或有点儿发绿，呈糊状或凝乳状，看起来像是芥末和奶酪混合在一起的样子，有一些种子状的小粒。如果婴儿大便的颜色比以前绿一些，可能是因为妈妈吃了平时不常吃的食物，只要婴儿没有其他症状，就无须担心。

（2）配方奶喂养：配方奶喂养时，婴儿大便的颜色大多为土黄色，也有的发绿。这主要是因为很多配方奶粉中添加了大量的铁，一旦婴儿无法充分吸收，铁就会被排出，从而使大便的颜色变绿。只要婴儿没有异常，同样无须担心。

（3）进食辅食：当婴儿断奶后，或者不单纯依赖母乳或配方奶时，由于辅食的加入，婴儿的大便又会发生变化，颜色逐渐变暗，与成人大便类似，有些时候还与食物的颜色有关。

3. 异常大便

（1）蛋花汤样大便：一般见于消化不良，喝母乳或配方奶的婴幼儿都可能会出现蛋花汤样大便，每天排便可达 5～10 次，大便颜色呈淡黄色或白色，有奶瓣，且有酸味，一般没有黏液。如果症状持续 2～3 天不见好转，就应该到医院进行治疗。

（2）水样大便：在秋季和冬季，婴幼儿容易受肠道病毒的感染而出现水样大便，排便时呈喷射状，量较多，每天排便次数在 10 次以上。一旦婴幼儿出现这种情况，就容易伴随脱水、精神不振、吐奶、不吃奶等症状。因此，家长应及早带婴幼儿就诊。

（3）绿色稀便：天气发生变化时，婴幼儿由于着凉，或者是吃了难以消化的食物，都容易排出绿色稀便。这样的大便稀薄，呈绿色，每天排便 5～10 次。

（4）黏液便或脓血便：在夏季天气炎热的时候，由于细菌感染的缘故，婴幼儿大便容易带血或带有黏液，一旦发生这种情况，家长应及早带婴幼儿就诊。

（5）深棕色泡沫状大便：人工喂养的婴幼儿，如果未到月龄就食用淀粉类食物，或者进食含有过多淀粉或糖的食物，都有可能排出深棕色泡沫状大便。一般适当调整饮食结构，大便就能逐渐恢复正常。

（二）常见的排便问题

1. 便秘

便秘指排出过于干硬的粪便，且排便不畅、困难，伴有排便次数少的症状。在某些情况下，便秘可能会给婴幼儿带来危险，如先天性心脏病婴幼儿用力排便时，可能诱发心绞痛和心肌梗死。长期慢性便秘可致粪便嵌塞。

（1）原因：某些器质性病变；中枢神经系统功能障碍；排便习惯不良，如排便时间或活动受限；强烈的情绪反应；各类直肠肛门手术；某些药物如缓泻剂、栓剂等不合理的使用；饮食结构不合理，饮水量不足等，均可抑制肠道活动而导致便秘的发生。

（2）症状和体征：头痛，腹痛腹胀，乏力，食欲不佳，烦躁，舌苔黄腻，排便不畅，触诊腹部较硬实且紧张，有时可触及包块，肛门指诊可触及粪块。

2. 腹泻

腹泻指肠蠕动加快，肠分泌增加，排便次数增多，排出稀薄而不成形便或水样便的症状。短时的腹泻是一种保护性反应，有助于将肠道内的刺激物或有毒物质排出，但持续严重的腹泻可使机体内的大量水分和胃肠液丧失而发生水、电解质和酸碱平衡的紊乱。

（1）原因：饮食不当或使用泻剂不当，胃肠道疾患，肠道内正常菌群发生改变，消化系统发育不成熟，某些内分泌疾病，情绪紧张、焦虑等均可导致腹泻。

（2）症状和体征：腹痛、肠痉挛，恶心、呕吐，肠鸣，肛门疼痛，全身乏力，有急于排便的需要和难以控制的感觉。

（3）危害

①腹泻会引起"红屁屁"，由于排便次数增多，肛门周围的皮肤及黏膜必定有不同程度的损伤，护理中要特别注意肛门部位。便后应用细软的卫生纸轻擦或用细软的纱布蘸水轻洗，洗后可涂些油脂类的药膏以防红臀，并要及时更换纸尿裤或尿布，避免粪便、尿液浸渍的尿布与皮肤摩擦而发生破溃。

②腹泻对婴幼儿来说最大的威胁是脱水，因为其每单位体重对水和电解质的需求量比成人要大。轻度脱水时婴幼儿可能出现疲乏或者烦躁不安、口渴、口唇干、眼窝轻度凹

陷、皮肤弹性差、四肢凉、尿少（尿量比平时明显减少，或者 4 ～ 6 小时没有排尿）；重度脱水的婴幼儿可能出现淡漠、昏迷、不喝水、眼窝深陷，这时就很危险了。所以，当婴幼儿腹泻有脱水的症状时应立即就医。

3. 大便酸臭难闻

婴幼儿出现有酸臭味的大便有可能是消化不良，如果持续时间较长，最好带其做相应的检查。蛋白质没被消化，进入大肠后被细菌腐败，从而形成的臭味物质增加导致。大便很臭，这种情况说明蛋白摄入过多，也就是通常人们说的"吃肉吃多了"。不过，如果婴幼儿胃肠道功能本身就不是特别好，对食物中的蛋白质消化就容易不完全，也容易产生臭味。除了臭之外，大便发酸也很常见。这是因为糖分在小肠里面没有被完全地消化吸收，进入大肠里面被细菌酵解，就像发酵一样，形成乳酸、乙酸等。酸性物质随着大便排出体外，就会有酸味。

4. 大便中有奶瓣

婴幼儿大便中出现的白色的颗粒状、小块状或瓣状物，这些就是奶瓣，简单说就是胃酸把奶中的蛋白质变成了凝乳，肠道没能把凝乳完全消化。正常情况下，奶粉喂养的婴幼儿奶瓣多，3 个月前比较常见。母乳喂养的婴幼儿腹泻时或者平时偶尔也有奶瓣。

5. 大便中有较多泡沫

大便中有泡沫也是比较常见的，泡沫样便提示大便中有气体，是糖分在大肠中发酵形成的，发酵时除了有气体产生，还有酸味产生。乳糖不耐受时就容易出现泡沫便。

（三）排便异常的照护措施

1. 婴幼儿便秘的照护措施

（1）提供适当的排便环境：为幼儿提供舒适、清洁、隐蔽的排便环境，如适当遮挡、通风，以消除其紧张情绪，保持精神放松。

（2）合理添加辅食：如病情允许，应让幼儿下床上厕所排便，取自身习惯的排便姿势（蹲便或坐便）；床上使用便器时，如无特别禁忌，最好取坐位或抬高床头，以借重力的作用增加腹内压力，促进排便。

（3）腹部环形按摩：按摩时可用单手或双手的食指、中指、无名指重叠，在腹部依结肠走行的方向，由升结肠向横结肠、降结肠至乙状结肠做环形按摩，每次 5 ～ 10 分钟，每日 2 次，可促使降结肠的内容物向下移动，并可增加腹内压，促进排便。指端轻压肛门后端也可促进排便。

（4）健康教育

①帮助幼儿及家属正确认识维持正常排便习惯的重要意义，讲解与排便有关的知识，并给予耐心的安慰和指导，解除家长的顾虑。

②帮助幼儿建立正常的排便习惯，指导幼儿选择合适自身的排便时间，一般以早餐后为最佳，每天固定在此时间排便，并坚持下去；不随意使用缓泻剂及灌肠等方法。

③合理安排膳食，在饮食中增加蔬菜、水果、粗粮等高纤维食物；多饮水；适当食用油脂类的食物；禁食辛辣刺激性的食物。

④鼓励幼儿进行适当的户外活动，以增加肠蠕动和肌张力，促进排便。

2. 婴幼儿腹泻的照护措施

腹泻时不要轻易禁食，母乳喂养的婴幼儿可以继续喂母乳，因为母乳提高婴幼儿的抗病能力，使其尽早康复。轻度脱水时用口服补液盐兑水给婴幼儿喝，不仅可以补充水分，还可以补充电解质。要预防腹泻的婴幼儿重度脱水，一旦出现症状，尽快就医。

三、尿布与纸尿裤的更换

原则上，一旦新生儿尿布脏了或者湿了，就应该及时更换，否则很容易得尿布疹。早上新生儿醒来后要更换尿布，因为经过一个晚上的时间，新生儿基本会将尿布尿湿。新生儿时期更换尿布比较频繁，随着婴儿的长大，更换的次数可以逐步减少，从每天平均10次左右减少到6～8次。不宜在新生儿喝完奶后更换尿布，因为平躺的姿势很容易导致新生儿吐奶。新生儿睡觉前一定要更换尿布，换完以后新生儿睡觉睡得会更好，更舒服。

（一）充分准备

照护者要清洁好双手，在换尿布前将干净的尿布、尿布桶、护肤柔湿巾、护臀膏等准备好，以备更换尿布时使用。如果新生儿大便了，要准备清洗的盆和毛巾。

（二）舒适和坚固的平面

将新生儿平放于床、尿布台、小桌或地板上，使其感觉舒适安全。需要注意的是如果新生儿放在高处，大人要时刻用手保护新生儿的身体以免摔伤。

（三）更换纸尿裤

打开一个新纸尿裤，用一只手将新生儿屁股抬起，把有腰贴的半边放在新生儿的脏纸尿裤下面，注意新纸尿裤的顶端应该放在新生儿腰部的位置。如果新生儿的纸尿裤很脏，给他清洗的时候，可以在他的屁股下先垫一块布、毛巾或一次性尿垫，以免弄脏新尿裤。之后，把脏纸尿裤的腰贴打开并折叠，以免粘住新生儿的皮肤，再把脏纸尿裤的前片拉下来。一只手抓住新生儿的两个脚踝，轻轻上抬；另一只手把脏纸尿裤在新生儿的屁股下面对折，将干净的一面朝上，防止新生儿的脏屁股把下面要替换的干净纸尿裤弄脏。用婴儿湿巾、布或者纱布把新生儿前面擦干净。如果新生儿是个女孩，注意从前往后擦，这有助于防止细菌感染。擦完之后，让新生儿的屁股自然晾干或暖风吹干，或者用一块干净的布轻轻拍干。等皮肤干爽后涂一些爽身粉或婴儿护肤露，把干净纸尿裤的前半段拉起来，通过两端的粘胶把尿布固定好。保证纸尿裤贴身但又不要太紧，否则会使宝宝皮肤被夹得痛或变红。

（四）更换尿布

尿布一次使用两块，分别叠成长方形和三角形。在使用时，将长方形尿布放在三角形尿布上，让它形成"T"字形，然后取两块叠好的尿布一齐塞在新生儿臀部下面；将上面长方形尿布盖住会阴部，然后将三角形尿布的三个角在会阴部上方系在一起：再在新生儿的臀部的上、下两面各垫一块小棉垫子，这样可以保证新生儿能够自由舒服地伸腿活动，也可以避免尿湿被褥。

四、幼儿如厕训练与照护

（一）幼儿如厕训练的时机

尊重个体差异，根据幼儿发育情况开始如厕训练。2岁左右幼儿排泄系统的发育已经逐渐成熟，排泄的次数会减少，白天1～2小时内幼儿的尿布（纸尿裤）是干燥的，有了相对固定的排泄规律，而且他会感觉到排泄物弄到身上很不舒服，同时幼儿的认知和语言能力增强，会主动告诉大人，这说明幼儿的身体已经做好准备了。这个时机存在个体差异，有的幼儿1岁半出现这些表现，有的2岁半甚至更晚才会出现，要尊重幼儿的成长速度，找准时机开始如厕训练。

（二）幼儿如厕训练的步骤

幼儿如厕训练是一项重要的生活技能培养，对于其成长发育和自理能力的提高具有重要意义。以下是幼儿如厕训练的详细步骤，帮助照护者更好地进行如厕训练。

1. 创设良好的如厕环境

在进行如厕训练前，要为幼儿创设一个舒适、安全的如厕环境。如配备儿童专用马桶、座椅等设施，让幼儿感受到上厕所的便捷和舒适。同时，要保持卫生间清洁、整洁，减少幼儿对如厕的恐惧感。

2. 引导幼儿认识如厕工具

在训练过程中，家长和老师要引导幼儿认识如厕工具，并教会他们如何使用，例如正确地坐上马桶、翻盖、冲水等。此外，还可以通过绘本、游戏等形式，让孩子更好地理解和掌握如厕技巧。

3. 定时提醒幼儿如厕

在幼儿如厕训练初期，家长和老师要定时提醒幼儿上厕所，帮助他们逐渐建立起良好的作息规律。同时，要观察幼儿的生理反应，如尿频、便秘等症状，及时调整训练计划。

4. 培养良好的如厕习惯

在如厕训练过程中，要培养幼儿良好的如厕习惯，如便后洗手、保持卫生间整洁等。此外，还要教育幼儿如何正确处理屎尿，培养他们的环保意识。

5. 具体训练步骤

第一，每天在规定的时间让幼儿坐在高度合适的便盆上（开始可以先不脱尿布），保持双膝水平略高于臀部，双足着地以便用力，让幼儿熟悉坐便器的使用，尤其是学会将双脚牢牢固定在地上。

第二，让幼儿学会排便用力，即吸气后屏气增加腹压来用力排便，协调肛门括约肌运动，集中精力反复训练，直至排出大便。

第三，时间选择一般在早晨睡醒后和晚餐后 1 小时左右，或者在某一餐后，消化饭后食物产生的动力可以促进幼儿的肠蠕动，有助于幼儿将粪便排出。

第四，每次训练时间 10 分钟左右，每天坚持 2 次训练。一般幼儿生活起居规律，其大小便的具体排便时间也会有一定的规律。照护者可以通过记排便日记的方式记录幼儿每日的排便情况，以此发现幼儿自己的排便规律。

第五，当发现幼儿有便意信号时，如蹲下或是抓、摸尿布等，可以引导幼儿如厕。照护者可以说："你需要上厕所吗？"或"你是想要小便（大便）吗？"并且鼓励幼儿一有便意就立即表达出来，不要用简单粗暴、命令的词语和幼儿进行交谈，如"去坐盆""快去厕所"等话语。

第六，关于停用尿布（纸尿裤）的时机，在幼儿开始如厕训练期时，在家可穿内裤，睡觉和出门用尿布（纸尿裤），训练一段时间后，白天小睡时不用尿布（纸尿裤），之后出门不用尿布（纸尿裤），最后晚上睡觉不用尿布（纸尿裤）。

（三）幼儿如厕训练的照护

幼儿如厕训练是需要一段过程的，照护者需要顺应幼儿的表现加以引导，接纳幼儿的反复，对幼儿要有耐心，如果幼儿在裤子里排便，不能使用令人感觉羞耻或尴尬的词汇评价，帮助幼儿及时清洗，保持幼儿整洁干净。

有的幼儿会表现出憋大便或憋尿，憋到憋不住，大人提醒他也不愿意解便，甚至会怕大人说而躲起来，最终是弄脏裤子。这种现象是因为此时幼儿正在寻找憋不住的临界点，不去坐马桶是因为那样就会解便，他就不能找到憋不住的临界点了。因此照护者要耐心等待，当幼儿完成了这个阶段的发展，自然就会坐马桶解大便了。当照护者对于幼儿的排便训练过于焦虑，过于频繁地提醒幼儿，或者因为幼儿没有成功地拉到马桶里而对其进行嘲笑、讽刺或打骂，更会加重幼儿对排便的恐惧和焦虑，也更加容易出现反叛式的憋大便。因此，照护者要给予充分的关爱和支持，鼓励他们勇敢面对困难。每当孩子取得进步时，要及时给予表扬和奖励，增强他们的自信心。

大多数幼儿会相对顺利地完成如厕训练，这是一个循序渐进的过程，照护者应该用积极自然的态度，适当降低期待值，这样幼儿才更容易接受。如果嘲笑或责备幼儿，会适得其反，反而延迟如厕的训练时间，甚至引发幼儿逆反，拒绝如厕。此外，照护者还应根据幼儿的成长发育和个体差异，不断调整训练方法和计划。

五、臀部的清洁护理

保持婴幼儿臀部的清洁和干爽很重要，洗臀部的时候，最推荐的清洗方式是用流动的温水清洗。准备一个婴幼儿洗臀部的专用小盆，还需要准备一次性的棉柔巾，或者两条干净柔软的小方巾（一条用来做预处理，就是指先把婴幼儿的排泄物简单处理擦拭一下，一条用来擦干臀部）。每天早上、晚上临睡前和大便之后清洗臀部。切忌使用含药物成分的液体和肥皂清洁婴幼儿的外阴。清洗臀部时可向温水中滴入几滴沐浴露，有利于彻底洗去便便，还可以使臀部不会太干燥，洗后涂一层薄薄的护臀霜。婴幼儿的外阴不要喷洒花露水、痱子粉。

（一）男宝宝的臀部护理

在清洁男宝宝的臀部时，阴囊皱褶要清洁干净，还不要忘记阴囊的背面。特别是男新生儿大多数都是生理性包茎，一些新生儿包皮和龟头粘连，生硬推开有可能造成局部撕裂伤。需要将其包皮往腹部的方向轻推，能露出多少是多少，然后用干净的流动水冲洗。也可以用干净的棉签蘸着清水沿着龟头环形清洗干净。穿戴尿布时把阴茎向下压，以免尿液上流。

（二）女宝宝的臀部护理

每次大小便后应从前向后轻轻擦洗干净女宝宝的会阴部，也就是擦拭和清洗时由外阴再到肛门，避免粪便中的细菌污染外阴部，同时注意清洁腹股沟（大腿根）。特别是女新生儿的会阴部需用清水冲洗，切忌使用含药物成分的液体和皂类为新生儿清洗外阴。水温要适宜（30℃），太热会刺激新生儿的黏膜。先洗干净生殖器的外部，然后分开大阴唇，用流水冲洗即可，小阴唇不必分开清洗，洗完后可以用干净的小毛巾擦干。如果外阴部有少量白色或者血性分泌物，这是有些女新生儿的"假白带""假月经"现象，是正常现象，取干净的棉签用温水浸湿，轻轻剔除即可，不要用毛巾等物擦洗阴唇黏膜。

（三）红屁屁的预防及处理

新生儿的皮肤很娇嫩，红屁屁也常见。引起红屁屁的原因多为湿疹、摩擦、新食物或尿湿后换洗不及时等。照护者一定要及时找到原因采取措施，避免病情恶化。臀部皮肤发红时，可以洗完臀部，提高室内温度，暂时不给新生儿穿尿布，将臀部暴露在空气中，使皮肤干燥。如果出现水疱、糜烂或脓疱，应及时就医。

托育前沿

婴幼儿照护中的智能设备

随着科技的进步，越来越多的智能设备被应用于托育照护中。这些设备可以帮助照护者监测婴幼儿的健康状况，促进婴幼儿的发育，为其提供便利。

智能设备在育儿照护中的应用已经取得了显著的成果。例如，智能婴儿监护器可以通过摄像头、麦克风等传感器，实时监测婴儿的动态，让照护者随时了解婴儿的状况。此外，智能体温计可以实时监测婴儿的体温，及时发现体温异常，确保婴儿的健康。智能尿布提醒器也能提醒照护者及时更换尿布，避免湿尿布长时间接触婴儿皮肤而导致尿布疹等问题。这些智能设备可以帮助照护者及时了解婴儿的健康状况，但仍需在照护者的监护下使用，以确保婴儿的安全和舒适。

随着 AI 人工智能技术的不断进步，相信会有越来越多的智能育儿设备问世。这些设备将更加贴合照护者的需求，提供更加人性化的服务。例如，未来可能会出现能够自动为婴儿更换尿布、自动调节婴儿室温的智能设备。

对于托育服务与托育从业者来说，这是一个充满机遇的时代。我们可以充分发挥专业优势，研究和开发更多的适用于育儿照护的智能设备，也可以在教育、培训、咨询等方面发挥专业特长，帮助照护者更好地利用智能设备。

实训五　婴幼儿如厕训练

情景案例

芳芳是一名 2 岁的小女孩，还没有养成定时大小便的习惯，经常尿裤子，排大便不规律，为此她很苦恼。请问，托育从业者该如何帮助她养成规律大小便的习惯呢？

【目的】

1. 托育从业者能正确帮助婴幼儿建立良好的如厕习惯。

2. 婴幼儿学会向托育从业者表示便意。

【评估】

1. 婴幼儿的生命体征、情绪状态良好，无哭闹现象。

2. 环境干净，整洁，安全，温、湿度适宜。

3. 托育从业者着装整齐，洗手。

【计划】

1. 自身准备

着装整洁，修剪指甲，洗手。

2. 婴幼儿准备

情绪平稳，配合程度良好。

3. 用物准备

婴幼儿仿真模型、照护床、椅子、洗手设施、笔记本、签字笔、便盆、卫生纸、小毛巾、消毒剂。

4. 环境准备

环境整洁、安静、舒适、安全。

【操作步骤】

1. 观察情况

托育从业者观察婴幼儿的年龄是否适合训练大小便；是否有大小便前的表现，如突然发呆、面部潮红、两眼直视等。

2. 婴幼儿大小便规律的养成

托育从业者应观察婴幼儿排大小便的间隔时间及次数，掌握其规律性，早期识别出婴幼儿排大小便的信号，及时给予回应，提供排大小便的环境，如把便盆放在固定的地方，使婴幼儿熟悉并随时可以使用，以利于建立排大小便的条件反射。

帮助婴幼儿学会向托育从业者表示便意，定时训练大小便。如入睡前提醒婴幼儿排尿，以免尿床或影响睡眠；定时训练排大便，最好在早晨起床后、早餐前进行，开始时婴幼儿可能便不出来，但只要每日定时给婴幼儿训练，促进排便反射的建立，便可逐渐形成规律的排便习惯。

每次排大小便训练的时间不宜过长，一般 3～5 分钟，不宜超过 10 分钟，以避免婴幼儿产生情绪，适得其反。

3. 整理用物，洗手，记录

训练结束后，整理用物，洗手，记录。

【评价】

1. 操作规范，动作熟练。

2. 操作过程中动作轻柔。

3. 态度和蔼，关爱婴幼儿。

4. 帮助婴幼儿建立排大小便习惯。

【注意事项】

1. 观察婴幼儿大小便的信号，及时做出回应，提供便盆或婴幼儿的排便设施。

2. 婴幼儿偶尔会有意外大小便的现象，不要责怪或训斥。

3. 婴幼儿坐便时不要吃东西或玩耍，以免转移排便的注意力。

4. 便盆要经常消毒，保持清洁。

5. 指导婴幼儿排大小便后要洗手，养成良好的卫生习惯。

6. 每个人的生理发展不同，大小便控制有明显的个体差异，训练时要因人而异，不可急于求成。

思考题

一、单选题

1. 正常婴幼儿开始如厕训练的时机是（　　　）。

    A. 半岁　　　　　　B. 1 岁　　　　　　C. 1.5 岁　　　　　　　　D. 2 岁

2. 异常大便与哪项无关？（　　　　）

    A. 水样便　　　　　　　　　　B. 黄绿色大便

    C. 绿色稀便　　　　　　　　　D. 深棕色泡沫状大便

3. 婴幼儿卧室最适宜的温度和相对湿度是（　　　）。

    A. 16～18℃，40%～50%

    B. 16～18℃，50%～60%

    C. 18～22℃，40%～50%

D. 20 ～ 22℃，55% ～ 65%

二、判断题

1. 就寝时间与建立婴幼儿良好睡眠习惯无关。（　　）

2. 创设良好的如厕环境对培养婴幼儿良好的如厕习惯具有重要作用。（　　）

3. 幼儿不良进食习惯会导致维生素 D 缺乏性佝偻病。（　　）

4. 0 ～ 2 天的婴儿排尿次数为 7 ～ 8 次。（　　）

三、简答题

1. 请说明婴幼儿睡眠障碍的危害，并简述培养婴幼儿良好睡眠习惯的方法。

2. 请述说婴幼儿有哪些异常喂养问题，并列出解决方法。

3. 请概述幼儿如厕训练的步骤。

参考答案

一、单选题

1. D　2. B　3. D

二、判断题

1. 错误　2. 正确　3. 正确　4. 错误

三、简答题

1. 婴幼儿睡眠障碍的危害：婴幼儿长期睡眠障碍可能导致生长发育不良，因为生长激素主要在睡眠期间分泌。睡眠不足还会损害他们的认知能力，如注意力、记忆力和创造力，并可能导致语言功能障碍。此外，睡眠不良的婴幼儿可能出现行为问题，如多动、攻击性强、易怒或情绪低落，以及免疫功能下降和意外伤害发生率增高。对于家庭而言，婴幼儿的睡眠问题会影响家庭成员，特别是父母。他们可能因应对孩子的睡眠障碍而经历睡眠不足，进而导致精神紧张和情绪低落。家庭成员的疲劳和压力可能进一步影响家庭氛围和家庭成员间的相互关系。

培养婴幼儿良好睡眠习惯的方法：主要从觉醒时间、就寝时间、睡前活动、入睡方式、睡眠姿势、睡觉方式等方面着手，培养婴幼儿良好的睡眠习惯。

2. 异常喂养问题与解决措施：

喂养困难：

（1）育儿指导：在对婴幼儿与主要喂养者的相互关系和家庭环境了解的基础上，给予父母有针对性的育儿指导，消除喂养者过度保护或过度控制的观念和行为。

（2）激发食欲：如果婴幼儿对食物表现出抗拒，不应采取强迫进食的手段，而应寻找足够的机会，在愉快的情况下去尝试食物，多数婴幼儿从拒绝到接受，自然进食。反射性吸吮和饥饿提供最初的喂养动力。喂养成功的关键在于激发婴幼儿的食欲，在有食欲的情况下进食，并在进食的过程中感受到愉快的口腔和消化道刺激，可使进食行为得到强化。

（3）补充锌剂及健胃食物：锌的缺乏会使婴幼儿的食欲下降，偏好口味重的食物，故这类婴幼儿可予补充锌剂。也可适当应用健胃食物激发婴幼儿的食欲。

（4）预防：对于不同气质的婴幼儿采用不同的方法，以解决婴幼儿对过度控制的反抗；在日常膳食中，注意铁、锌等微量元素的补充，对确有器质性疾病的婴幼儿应及早就医诊治。

挑剔进食：

（1）营养评价及指导：对儿童的体格生长进行全面评价，尤其是利用生长曲线图监测身高和体重的增长情况，采用膳食频度法和 24 小时回顾法的结果了解膳食营养素的摄入情况，进行必要的实验室检测如微量元素、血红蛋白、食物过敏、肠道菌群失调等，根据结果给予相应的处理。

（2）改善家庭进食环境：家庭进食环境习惯对幼儿有很大的影响，要改善幼儿的挑食必须先改变家庭环境，发挥父母及其他家人的榜样作用，创造良好的进食环境，促进幼儿改变不良进食行为。

（3）进食行为指导：进食时避免分心（电视、故事、玩具），规定进食时间（<25 分钟），逐步引入新食物，鼓励自己进食，体验饥饿，获得饱感，限制两餐之间的零食，餐前不喝饮料，两餐之间隔一定的时间，提供适合其年龄的食物。

（4）预防：强调早期预防，从小培养良好的饮食习惯，从婴儿期添加辅食做起。添加辅食时应多样化，初次给予的辅食要专门制作，不适应婴幼儿咀嚼能力的加工方式或成人膳食会引起婴幼儿反感和拒绝。一种食物连续添加的时间不宜过长，以免儿童吃腻或产生依赖。在幼儿期，对儿童喜欢吃的食物，应限量并间隔其他食物。在食物的采购制作上应多样化，使儿童保持新鲜感。饭前不吃零食，不喝饮料。有偏食倾向要及时纠正。膳食中注意含铁、锌等微量元素食物的补充，有利于挑食的预防。同时要注意创造良好的饮食环境，照顾者的饮食习惯对儿童有潜移默化的影响，父母及家人要做好表率作用，注意不要强迫儿童进食，更不能责骂。

3. 幼儿如厕训练的步骤：

（1）创设良好的如厕环境。

（2）引导幼儿认识如厕工具。

（3）定时提醒幼儿如厕。

（4）培养良好的如厕习惯。

（5）具体训练步骤：

第一，每天在规定的时间让幼儿坐在高度合适的便盆上（开始可以先不脱尿布），保持双膝水平略高于臀部，双足着地以便用力，让幼儿熟悉坐便器的使用，尤其是学会将双脚牢牢固定在地上。

第二，让幼儿学会排便用力，即吸气后屏气增加腹压来用力排便，协调肛门括约肌运动，集中精力反复训练，直至排出大便。

第三，时间选择一般在早晨睡醒后和晚餐后 1 小时左右，或者在某一餐后，消化饭后食物产生的动力可以促进幼儿的肠蠕动，有助于幼儿将粪便排出。

第四，每次训练时间 10 分钟左右，每天坚持 2 次训练。一般幼儿生活起居规律，其大小便的具体排便时间也会有一定的规律。照护者可以通过记排便日记的方式记录幼儿每日的排便情况，以此发现幼儿自己的排便规律。

　　第五，当发现幼儿有便意信号时，如蹲下或是抓、摸尿布等，可以引导幼儿如厕。照护者可以说："你需要上厕所吗？"或"你是想要小便（大便）吗？"并且鼓励幼儿一有便意就立即表达出来，不要用简单粗暴、命令的词语和幼儿进行交谈，如"去坐盆""快去厕所"等话语。

　　第六，关于停用尿布（纸尿裤）的时机，在幼儿开始如厕训练期时，在家可穿内裤，睡觉和出门用尿布（纸尿裤），训练一段时间后，白天小睡时不用尿布（纸尿裤），之后出门不用尿布（纸尿裤），最后晚上睡觉不用尿布（纸尿裤）。

一、婴幼儿睡眠照护
- （一）睡眠的概念
- （二）睡眠障碍对婴幼儿及其家庭的影响
- ⊙（三）舒适的睡眠环境
  - 1. 声音
  - 2. 温度
  - 3. 湿度
  - 4. 光亮度
  - 5. 卧室和婴儿床
- ⊙（四）婴幼儿睡眠习惯的建立
  - 1. 觉醒时间★★★
  - 2. 就寝时间
  - 3. 睡前活动★★★★
  - 4. 入睡方式
  - 5. 睡眠姿势★★★
  - 6. 睡觉方式
- （五）睡眠问题的识别
  - 1. 常见的睡眠问题
  - 2. 睡眠问题产生的原因
  - 3. 睡眠问题的处理
- 实训三 婴幼儿睡眠照护
- 实训四 婴幼儿睡眠习惯的建立

二、婴幼儿喂养照护
- （一）婴儿喂养中的常见问题
- （二）幼儿不良进食习惯形成的原因
- （三）幼儿不良进食习惯的危害
- （四）异常饮食问题及照护措施

婴幼儿生活照护

三、婴幼儿排泄照护
- （一）排尿
  - 1. 婴幼儿尿液的评估
  - 2. 常见的排尿问题
    - ①多尿
    - ②少尿、无尿
    - ③尿潴留
  - 3. 日常排尿的照护措施
- ⊙（二）排便
  - 1. 婴幼儿粪便的评估
    - ①排便次数★★★★★
      - 新生儿
      - 满月至6个月
      - 6个月至1岁
      - 1岁以后
    - ②大便的颜色
      - 纯母乳喂养
      - 配方奶喂养
      - 进食辅食
    - ③异常大便★★★★★
      - 蛋花汤样大便
      - 水样大便
      - 绿色稀便
      - 黏液便或脓血便
      - 深棕色泡沫状大便
  - 2. 常见的排便问题
    - ①便秘
    - ②腹泻
    - ③大便酸臭难闻
    - ④大便中有奶瓣
    - ⑤大便中有较多泡沫
  - 3. 排便异常的照护措施★★★★★
- （三）尿布与纸尿裤的更换★★★★
- （四）幼儿如厕训练与照护★★★★
- （五）臀部的清洁护理★★★
- 实训五 婴幼儿如厕训练

第五章 婴幼儿家庭照护

【学习目标】

知识目标：

1. 熟悉婴幼儿常见的家庭照护分类。
2. 掌握婴幼儿家庭照护健康教育的内容。

能力目标：

能够指导照护者合理进行家庭照护，促进婴幼儿健康成长。

素质目标：

具备与家长沟通合作的素质，能够与家长建立有效的沟通。

第一节 婴幼儿家庭照护准备

婴幼儿时期是儿童生长发育的关键时期，这一时期大脑和身体快速发育。为婴幼儿提供良好的养育照护和健康管理，有助于儿童在生理和社会能力等方面得到全面发展，为儿童未来的健康成长奠定基础。

一、婴幼儿家庭照护概念

婴幼儿家庭照护是指以家庭为主要场所，由家庭成员承担对婴幼儿的照料、看护，妇幼保健机构、托育机构和其他专业社会组织为家庭提供婴幼儿早期发展指导等服务。

二、婴幼儿家庭健康照护准备

保障婴幼儿健康、促进婴幼儿发展是家庭的责任。婴幼儿的营养、父母对婴幼儿行为的回应、养育的综合素养等因素关系到婴幼儿的身心健康与发展，应当引起家庭成员的重视。

（一）基本需求

家庭为婴幼儿提供食物、居所及稳定的环境，这是婴幼儿营养和体格生长的最基本保障。然而，这种基本的保障与父母教育背景、家庭经济状况、家庭所居住的环境等有密切的关联，直接影响着婴幼儿的健康和发展。

（二）养育综合素养

1. 家庭养育者要学习婴幼儿生长发育知识，掌握养育照护和健康管理的各种技能和方法，不断提高科学育儿的能力，在养育的实践中，与儿童同步成长。

2. 家庭养育者的身心健康会影响养育照护过程，从而对儿童健康和发展产生重要影响。养育人应主动关注自身的健康，保持健康的生活方式，提高生活质量，定期体检，及时发现和缓解养育焦虑，保持身心健康。

（三）家庭观念

家庭观念及家庭文化常常代代相传，影响着育儿的实践。一些家庭出现忽视、物质滥用等情况则会置婴幼儿于不良的健康和发展的风险中。

（四）家庭环境准备

家庭是婴幼儿早期成长和发展的重要环境。和睦的家庭关系和积极正面的家庭氛围，有利于婴幼儿身心健康地成长。家长应该关爱孩子，彼此尊重，处理好夫妻关系，营造温馨的家庭氛围。同时，要为婴幼儿提供整洁、安全、有趣的活动空间，有适合其年龄的玩具、图书和生活用品。

三、婴幼儿家庭营养照护准备

（一）食物供给

1. 食物多样化

每一种食物都含有不同的营养成分，没有一种食物能够单独满足 6 月龄以上婴幼儿所有的营养需求，故需为婴幼儿提供多种营养丰富的食物。

2. 膳食均衡

2 ~ 3 岁幼儿膳食以粮谷类为主；辅以适量的肉、禽、鱼、蛋类，充足的蔬菜和水果，尤其是深色蔬菜；保证足够的乳类（300 ~ 500mL）和适量的豆制品。对于膳食没有摄入足够动物性食物的 6 ~ 23 月龄婴幼儿，应通过营养补充剂或营养包增加铁、锌、钙等营养素的摄入。

（二）婴幼儿营养学知识

充足的婴幼儿营养学知识能够促进家庭营养照护的能力提升。特别是对于早产儿或者是营养不良的婴幼儿，需要照护者学习更多的营养学知识，为婴幼儿提供更多的养育照护与更多的家庭支持。

（三）婴幼儿喂养技能

喂养需关注婴幼儿的食欲和进食信号，鼓励但不强迫进食，帮助婴幼儿形成规律的进餐时间，与家人同桌进餐。

（四）习惯培养

1.婴幼儿进食，要少量多餐。家长可以选用幼儿喜欢和适合的餐具，鼓励幼儿自主进食。

2.培养幼儿正确的进餐习惯。吃饭时不观看电视、电脑、手机等电子产品，每次进餐时间控制在 20 分钟左右，最长不超过 30 分钟。

四、婴幼儿家庭回应性照护准备

回应性照护是要求父母及其他照护者能够及时、恰当地注意、理解和回应婴幼儿发出的信号。回应性照护有助于促进婴幼儿的正向依恋关系。

（一）建立母婴依恋关系

婴儿交往最频繁的对象是母亲。母婴依恋关系是儿童最早形成的人际关系。儿童早期与母亲或照护者之间形成的关系的性质将会影响儿童以后的发展。当婴儿意识到自己表达的需求能够在合理的时间里得到恰当的回应而且感到满足时，对照护者的信任就会逐渐建立起来。有了这种感受，婴儿就能安心地玩耍，克服焦虑和恐惧，去探索周围的新鲜事物。

（二）学习婴幼儿需求表达手段

1.学会理解婴幼儿的肢体、面容表达，增加与婴幼儿的身体接触互动。婴儿通过微笑、发出欢快的声音、把手伸向餐具或食物、主动张嘴表达想吃的愿望，也会通过吐出食物、用手推餐具或食物、扭头、皱眉等表达不要吃的意愿。婴儿在还没有口语表达时，更多的是通过自己的身体、面部表情及声音等非言语的沟通方式来发起需求和回应照护者。父母与婴幼儿的互动贯穿于所有的身体接触中，如抱着或抚摸婴幼儿时，给他喂奶和洗澡时。在这些身体接触中，婴幼儿会感受到父母的爱，发出自己的需求。

2.照护者在日常的照料中要用心找到婴幼儿独有的互动方式，然后协调自己的方式与其互动。优质的互动时间出现在婴儿平静而专注时，可能是他喝奶后的几分钟，也可能是小睡过后的几分钟，还可能是喝奶和小睡的间隔时间等。

（三）学习婴幼儿食物反应方式手段

不同的婴幼儿从周围获得信息和做出反应的方式会有所不同。哭声是婴儿表达需要和情感的重要方式。学会聆听婴儿的哭声，可以帮助照护者建立良好的回应，作为照护者应努力理解婴儿哭声的含义。婴儿发出的第一个带有社交意义的信号是微笑。照护者要对婴儿的微笑及时地做出回应，要尽情地表达喜悦与幸福的情绪，给予笑脸、开心的姿态或语调。

（四）学习合理对待婴幼儿的行为

照护者要客观处理婴幼儿的行为。在婴幼儿表现好时，夸奖应该尽量具体、真切，而不是笼统地夸奖。当婴幼儿把东西反复扔在地上时，照护者要用积极的方式来看待婴幼儿的行为，而不是认为他在搞破坏。

照护者要用平静的态度去关注幼儿的一些突发事件。如幼儿学走路摔倒后，不要急着抱起并安抚他，让他尝试着去面对和调整，也许他会停止哭声，自己爬起。在面对婴幼儿的不当行为时，照护者不可自己先失态，要不责备，不打骂，不去贬低婴幼儿，可清楚地说出自己的感受，做好情绪管理示范作用。

第二节　婴幼儿家庭照护健康教育

一、家庭照护的理论框架

（一）社会 – 生态模式

这个模式是来自 Bronfenbrenner 提出的生态系统理论，它提示托育从业者在健康教育中不仅要考虑到婴幼儿的家庭环境，同时还要考虑社区、学校、文化等对家庭的影响。家庭环境及日常家庭生活对婴幼儿可产生直接的影响，而家庭之外的支持系统和可利用资源也很重要，同样对婴幼儿的健康和发展有直接的影响。此外，社会环境包括文化、所处的社会阶层、信仰贯穿于婴幼儿的教育中，也会对婴幼儿的发育产生间接的影响。因此，这个模式是从多个侧面强调其对婴幼儿的作用。

（二）发育的处理模式

这个模式强调发育是儿童和父母之间的一系列积极的相互作用，并对儿童产生影响。它是来自 Sameroff 提出的儿童早期发展的作用交互理论模型。我们把这个模式与社会 – 生态模式结合起来，勾画出家庭关系影响婴幼儿发育的多种因素。

家庭物质环境包括居住条件和经济收入，这些因素直接关联到婴幼儿的生活和健康状况。家庭精神环境包括家庭成员间的关系、家庭文化氛围和父母素养。不良的家庭精神环境指家庭分离、暴力、单亲家庭、父母教育水平低下等，会对婴幼儿的心理状态造成负面影响，致使婴幼儿后期易出现暴躁、抑郁等。

二、婴幼儿家庭健康照护引导

儿童健康是一个综合概念，主要包含三个层面：没有疾病和伤残，良好的生长发育状态，发育潜能的充分发展。

0 ～ 3 岁是儿童发展的关键时期，良好的养育照护为个体未来的健康、学习能力、生产力及幸福感奠定基础，其影响贯穿人的一生。照护者的身心健康、良好的情绪和一定的经济、社会保障，是为婴幼儿提供良好养育照护的重要保证。根据不同月龄婴幼儿的生长发育特点，对其生活起居，诸如睡眠、进食、活动、如厕、洗澡等给予合理安排，以保证其生活的规律性和稳定性。

1. 从小培养良好的生活习惯，如在 3 月龄左右逐步建立规律的作息习惯，6 月龄左右开始培养在固定时间、固定场地进餐并逐渐养成整夜睡眠的习惯等。

2. 皮肤接触、母乳喂养、对婴儿的轻抚和拥抱、与婴儿面对面的目光对视，以及舒缓的耳语等，对婴儿，特别是对早产儿、低出生体重儿等高危儿的大脑健康尤为需要。

3. 对早产或者低出生体重儿采用"袋鼠式护理"，包括袋鼠式体位、袋鼠式营养、袋鼠式出院，可以帮助婴幼儿稳定生命体征，有益于母乳喂养。

4. 母亲怀孕和哺乳期间宜采取预防婴儿过敏的措施，如回避香烟、慎重使用抗生素、不过度使用清洁剂等。

5. 婴儿满月后，要逐渐增加户外活动的时间，利用日光、空气和温水进行"三浴"锻炼，增强体质。"三浴"锻炼要循序渐进，持之以恒，同时注意适当防晒和安全。

6. 科学的照护行为可有效提高婴幼儿的睡眠效率，保证睡眠时间。例如，在婴幼儿犯困的时候将其放置在小床上，睡前安排 3 ～ 4 项一致的、有序的睡前活动，不宜哄拍入睡和"喂奶睡"等。

7. 1 岁以内的婴儿需进行多种形式的身体活动，如抚触、被动操、翻身，尤其鼓励其在地板上的玩耍互动，清醒时每天趴卧至少 30 分钟，可分次进行。

8. 幼儿每天需要有 2 ～ 3 小时各种强度的身体活动。身体活动可融入日常生活中，可以动静结合、室内活动与户外活动相结合，不同形式的活动宜交替进行。

9. 婴幼儿每次在怀抱、手推婴儿车、童车上的持续时间不宜超过 1 小时，2 岁以内的婴幼儿不建议观看或使用电子屏幕，2 岁以上的幼儿使用电子屏幕的时间每天少于 1 小时。

10. 做好照护者、家庭和托育机构个人和环境卫生，保证整洁的环境、清洁的水源、干净的日常生活用品及玩具，尤其注意手卫生，以减少感染风险。

11. 培养幼儿良好的个人卫生习惯，包括每日早晚刷牙，饭后漱口；饭前、便后、外出回家用肥皂和流动水洗手；勤洗头、洗澡、换衣，勤剪指（趾）甲，不穿开裆裤等。

12. 根据最新的国家计划免疫程序，按照推荐的年龄和间隔时间对婴幼儿进行疫苗接种。如经济条件许可，鼓励接种非计划免疫疫苗，以最大限度地发挥疫苗效力，保护儿童健康。

13. 应用生长监测图监测婴幼儿体重、身高的增加及发育里程碑指标，在专业机构定期进行全面健康检查，评估风险性因素和保护性因素，进行早期干预和养护指导。

14. 提供符合婴幼儿特点的个性化养育照护，更利于其潜能发展。

15. 当照护者在照护婴幼儿感到烦恼、困难或有疑惑时，或者当婴幼儿出现任何不适表现时，要向专业人士咨询或及时就医。

三、婴幼儿家庭营养照护引导

1. 新生儿出生后即刻开始母婴皮肤接触，尽早让新生儿吃到初乳，有助于尽早建立母乳喂养关系。

2. 母乳含有婴儿在最初 4 ～ 6 个月生长发育所需要的全部营养素，包括水分和免疫活性物质等。健康新生儿出生后 4 ～ 6 月龄内可纯母乳喂养，除维生素滴剂或药物外，不需要添加水和其他任何食物。母乳喂养让母婴双方受益，能提高婴儿的免疫力，促进婴儿认知发育和亲子关系，减少儿童期和成年期肥胖，帮助母亲消耗脂肪及降低母亲患卵巢癌和乳腺癌的风险等。

3. 3 月龄内婴儿不分白天黑夜按需哺乳；3 月龄后逐渐培养昼夜节律，避免吃奶成为伴睡条件，减少夜间哺喂次数；8 月龄后形成整夜睡眠。

4. 母婴分离时，建议挤出母乳以喂养婴儿。挤出的母乳存放在干净的容器或特备的"乳袋"内，冰箱冷藏（4℃）存储不超过 48 小时，冷冻（–20℃）保存 2 ～ 3 个月，喂养前用温水加热至 40℃左右。

5. 关心哺乳期母亲的健康，保证母亲愉悦的心情、充足的休息和良好的营养，给予母亲必要的支持和帮助。

6. 婴儿满 4 ～ 6 月龄起逐渐添加辅食，添加辅食后母乳仍然是婴幼儿营养的重要来源，一般认为 10 ～ 12 个月是断奶的适宜时机，世界卫生组织（WHO）建议母乳喂养可至 2 岁。铁是 6 ～ 23 月龄婴幼儿容易缺乏的营养素，缺铁会影响婴幼儿的神经认知发育。从强化铁的营养米糊开始，逐渐添加动物类食物（如瘦肉、肝脏、家禽或鱼等），以保证辅食的铁营养。辅食的质地逐渐改变，有助于口腔咀嚼功能发育和乳牙萌出。6 月龄引入泥糊状食物，然后逐渐转为泥末状食物，至 10 ～ 12 月龄提供碎的、小块状或手指状食物。

7. 从一种到多种逐步引入辅食。每次只引入一种新食物，观察婴儿有无过敏或不耐受的症状，待婴儿习惯数天后再引入另一种新食物，逐步完成从纯乳类的液体食物到家常固体食物的转变。婴儿适宜的辅食量和进餐频次：从 6 月龄 1 ～ 2 勺开始，逐渐增加至 1 ～ 2 餐 / 天，哺乳 5 ～ 6 次 / 天；8 ～ 9 月龄 2 ～ 3 餐 / 天，哺乳 4 ～ 5 次 / 天；10 ～ 12 月龄 3 餐 / 天，每餐可达 1/2 ～ 2/3 碗，哺乳 3 ～ 4 次 / 天。

8. 保证食物的营养密度。菜泥、肉末等泥糊状、固体或半固体食物能提供更多的营养成分和能量，菜汤、骨头汤等低营养密度的液体食物难以满足婴幼儿的营养需求。

9. 添加维生素 D 与维生素 A。纯母乳喂养的足月婴儿出生后 2 ～ 3 天应添加维生素 D 400U/d，直至能从强化食品或日常阳光照射中获取足够的维生素 D。早产儿和低出生体重儿根据胎龄和出生体重及营养风险，在医生的指导下强化营养，如母乳强化剂、维生素 D 和铁元素的补充等。婴儿和儿童需要较多的维生素 A，以促进其快速生长并帮助他们抵御感染。在维生素 A 缺乏高发地区，推荐预防性补充维生素 A 1500U/d。

10. 鼓励婴幼儿掌握进餐技能。7 ～ 9 月龄婴幼儿开始练习固体食物的咀嚼、吞咽技能，练习抓食；10 ～ 12 月龄练习用杯饮、用勺自喂；2 ～ 3 岁自主进餐。

四、婴幼儿家庭回应性照护引导

（一）及时回应幼儿

对幼儿信号的恰当回应不仅要具有及时性还应具有合理性，即照护者所做出的回应要符合婴幼儿年龄发展特点及环境需求。

（二）培养亲子之间的平等关系，增加对婴幼儿的关注度

良好融洽的亲子关系建立在家长将婴幼儿当成独立的"人"平等对待的基础上，如果家长总是按照自己的意愿随意摆布婴幼儿，良好的亲子关系就难以建立。敏感、回应的照护者能及时发现婴幼儿身体不适的征兆，判断出饥饿和饱足，意识到潜在的危险，感受到婴幼儿的忧伤，并给予恰当的处理。

（三）加强家长与婴幼儿之间的沟通

沟通是一个双向的互动过程，在沟通中家长要善于观察和倾听，从而了解婴幼儿在想什么有什么需要。

（四）增加喂哺时母婴之间的良性互动

喂哺过程是提供亲子互动的良好时机，喂哺时喂养者要尽量与婴儿保持面对面，有充分的眼神交流和语言交流，留意观察婴幼儿饱和饿的信号，做出恰当的回应。新生儿趴在母亲的腹部会通过头部、手臂和腿部向前移动至乳房，张大嘴巴，用手去触摸乳房来吃奶，这时母亲可轻轻抚摸新生儿并发出柔和的声音进行回应。

（五）追随婴幼儿的兴趣去做出回应

为了让照护者再次回应，婴幼儿会更努力地尝试发出声音或做出动作使照护者高兴，这有助于婴幼儿的健康发展。

（六）学习揣测婴幼儿想要表达的内容

当婴幼儿注视着照护者或对他笑，或发出声音或做手势，照护者要去揣测婴幼儿想表达的意思。

（七）正确处理分离焦虑

父母离家时，婴幼儿通常会哭闹，有些父母会偷偷离开，这是不对的。提倡的做法是父母在与婴幼儿分别时坦率地说明和微笑着说声再见。

（八）让幼儿参与到日常生活中，充当父母的"小帮手"

幼儿会观察父母的言行，以后他会在游戏中模仿出来。如洗衣服时，可以请幼儿把衣服放进篮子里。

（九）父母要给幼儿提供同伴游戏的机会，鼓励其与同伴一起玩耍

在 2～3 岁这个阶段，幼儿对同伴越来越感兴趣，互相模仿，逐渐开始对话，一起玩假想游戏。

托育案例

2个月大的婴儿哭闹时，母亲判断婴儿可能是肚子饿了，于是将婴儿抱起，进行母乳喂养，并轻轻抚摸婴儿的头部，用柔和的声音与婴儿聊天。婴儿吃奶后停止哭闹，母亲轻轻拍着婴儿，婴儿逐渐入睡。

五、早期发展引导

婴幼儿的早期发展引导源于家庭，始于母亲怀孕期间。为婴幼儿提供良好的促进早期发展的环境、资源和机会对于其发展至关重要。早期发展引导不是单纯的知识灌输和智力开发，而是提供丰富的环境和活动，让婴幼儿不断经历和体验，开发其潜能，提升其技能和能力。在生命的最初几年，婴幼儿的技能和能力主要是通过人际交流获得，早期经历对婴幼儿的发展影响深远。

（一）给婴幼儿创造丰富的语言环境

培养婴幼儿对语言的理解能力，将实际物体、动作、指令等与语言相联系。

（二）选择合适的早期发展引导方式

玩具能帮助婴幼儿认识周围事物，促进智力和社会交往，引导他们活动后做好收拾整理，培养其独立性和自信心，促进智力的发展。玩具的选择要符合婴幼儿的年龄特点，要具有操作性和想象力，可以取自家庭生活用品或自制。亲子游戏也可以促进婴幼儿的早期发展。早期阅读是在成人帮助下的一种视、听、说与玩相结合的活动，重在培养婴幼儿对阅读的兴趣和习惯，发展其语言和思维能力。

（三）合理处理婴幼儿行为与情绪

家长对待婴幼儿的养育态度和行为一致，对其每一次努力都给予具体而有针对性的表扬。当婴儿出现生气、厌烦、不愉快等负性情绪时，转移其注意力使其潜能获得良好的发展。当幼儿受到挫折时，应及时给予鼓励和支持；当幼儿企图做危险的活动时，应及时制止。在保证安全的前提下，给幼儿自主做事情的机会，可从半岁左右开始锻炼用匙进食、用杯子喝水，引导脱袜子、脱鞋，练习示意大小便等。

思考题

一、单选题

1.下列哪项不是婴幼儿家庭回应性照护引导的内容？（　　　　）

　　A. 不重视幼儿的回应需求

　　B. 加强家长与婴幼儿之间的沟通

C. 追随婴幼儿的兴趣去做出回应

D. 正确处理分离焦虑

2. 纯母乳喂养的足月婴儿出生后 2 ～ 3 天应添加维生素 D（　　　）。

A. 200U/d　　　　　　B. 300U/d　　　　　　C. 400U/d　　　　　　D. 500U/d

3. 婴儿满（　　　）起开始添加辅食。

A. 4 月　　　　　　　B. 8 月　　　　　　　C. 1 岁　　　　　　　D. 1.5 岁

二、多选题

1. 婴幼儿家庭回应性照护准备包括（　　　）。

A. 母婴依恋关系建立

B. 学习婴幼儿需求表达手段

C. 学习婴幼儿食物反应方式手段

D. 学习合理对待婴幼儿的行为

2. 婴幼儿家庭营养照护准备包括（　　　）。

A. 食物供给多样化　　　　　　B. 婴幼儿营养学知识充足

C. 婴幼儿喂养技能提高　　　　D. 以上都是

三、简答题

1. 假设你需要为一对准父母提供婴幼儿家庭养育知识指导，你会重点介绍本章节的哪些内容？请简要描述。

2. 请结合社会环境分析婴幼儿家庭回应性照护引导的意义。

参考答案

一、单选题

1. A　2. C　3. A

二、多选题

1. ABCD　2. ABCD

三、简答题

1. 婴幼儿家庭健康照护引导、婴幼儿家庭营养照护引导、婴幼儿家庭回应性照护引导。

2. 略。

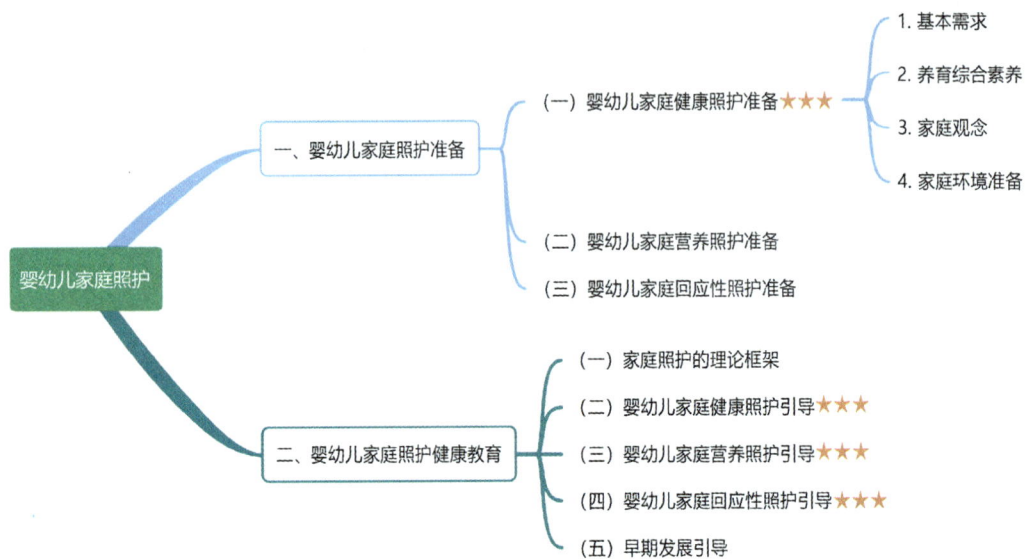

婴幼儿家庭照护

一、婴幼儿家庭照护准备
　　（一）婴幼儿家庭健康照护准备★★★
　　　　1. 基本需求
　　　　2. 养育综合素养
　　　　3. 家庭观念
　　　　4. 家庭环境准备
　　（二）婴幼儿家庭营养照护准备
　　（三）婴幼儿家庭回应性照护准备

二、婴幼儿家庭照护健康教育
　　（一）家庭照护的理论框架
　　（二）婴幼儿家庭健康照护引导★★★
　　（三）婴幼儿家庭营养照护引导★★★
　　（四）婴幼儿家庭回应性照护引导★★★
　　（五）早期发展引导

第六章　婴幼儿户外照护

【学习目标】

知识目标：

1.掌握婴幼儿日光浴、空气浴的定义与益处。

2.熟悉婴幼儿日光浴、空气浴的健康教育。

能力目标：

能够指导家长帮助婴幼儿进行户外活动物品准备和健康教育。

素质目标：

具备发现和解决问题的能力，对婴幼儿展现出良好的耐心。

案例导入

幼儿，男，1岁半，平日由于父母较忙，其主要活动场所集中于室内，少有出去活动。近日家长决定带幼儿去户外进行日光浴、空气浴锻炼，但理论知识与技能操作知识不熟悉。

请思考：

1.婴幼儿户外日光浴、空气浴需要做哪些准备？

2.托育从业者应从哪些方面对家长进行健康教育？

第一节　婴幼儿户外照护准备

一、婴幼儿户外活动的好处

户外活动对婴幼儿的成长至关重要。户外的新鲜空气和充足的氧气有助于大脑的发展。阳光中的紫外线有助于维生素 D 的合成，预防佝偻病，同时具有杀菌作用，促进血液循环。接触自然、听各种声音和适度社交，能丰富感官体验，促进感知和社交能力的发展。因此，照护者应定期带婴幼儿进行户外活动，支持他们全面健康成长。

二、婴幼儿的出行准备

（一）保暖

出生后不久的婴儿，自身的体温调节功能还没有发育完善，故需要照护者根据季节、温度而选择是否需要包被子。

1. 头部保暖

婴幼儿 25% 的热量是由头部散发的，不戴帽子会失去大量体热，帽子要选择适当，厚度随气温情况而定。

2. 腹部保暖

婴幼儿的腹部一定要做好保暖，在外套里面要穿上柔软贴身的纯棉内衣，不仅可以吸汗，而且能阻止体内热量丢失。

3. 脚部保暖

婴幼儿脚部表面脂肪少，保温能力差，要穿棉质的袜子，穿透气且保暖性好的鞋子。

（二）抱行和安全背具

1. 抱行

1～2 月龄的婴儿主要是横抱，也可采用较小角度的斜抱，3 月龄后主要采取竖抱，但不管何种抱姿，抱起、放下时动作要轻柔，让婴儿有安全感。

2. 背具

外出时使用婴儿背巾、背带、腰凳，既可以使照护者能够与婴儿亲密接触，又能使照护者腾出双手。背具应根据婴儿的月龄进行选择。4 个月以内的婴儿因为骨骼、肌肉发育未完全，尤其是颈部力量弱，无法很好地支撑头部，建议选择横抱式婴儿背带。而对于 1 岁以下的婴儿，使用背带时，为了便于照护者及时观察婴儿的状态，避免出现因背带挤压口鼻而窒息的危险，最好采用前背式。6 个月婴儿能很好地独坐后可以选择腰凳。背巾是婴儿以坐姿在里面，既能使照护者与婴儿亲密接触，增加安全感，还可以促进婴儿髋关节发育。

（三）适宜的衣服、鞋袜

照护者要根据季节、温度给婴幼儿选择薄厚适宜的衣服，以简单、宽松、质地柔软的棉质衣服为主，且以易穿脱、不影响四肢活动为宜。选择具有优良的透气性和吸汗功能材质的鞋子，以款式高过脚面的高帮鞋为主，脚趾前留 0.6cm 的空隙。学步时，选择鞋底软硬结合的鞋子，鞋底前 1/3 为软底，后 2/3 为硬底。袜子应该选择纯棉袜，袜筒宽松。注意袜子里面的线头是否过长、过多，以免线头缠住脚趾，发生缺血而导致组织坏死。

（四）室外天气情况

照护者带婴幼儿出门时，需要注意天气预报，了解天气情况，在阳光充足时进行户外活动。夏季应避免在强烈的阳光下活动，防止皮肤受伤；冬季如果阳光温暖，也可以在正午时间进行户外活动。

（五）室外空气质量

出门前先注意空气质量情况。如果空气质量在优良范围内，可以带着婴幼儿出门外出活动。如果空气轻度污染或者中度污染，最好不外出，或者戴口罩外出，注意不要长时间停留在户外。如果空气重度污染或严重污染，需停止户外活动，并关紧家里的门窗，做好防护。

（六）室外环境

1. 照护者带婴儿户外活动应尽量避免到人过多的地方，如商场、电影院等。此类场所通风不好，人员复杂，难免有传染病患者或带菌者，而婴儿的抵抗力还很差，容易被感染。

2. 外出活动时远离汽车尾气和噪声，机动车排出的尾气对婴儿的健康非常有害；在行驶中的机动车附近活动，如在停车场里或马路边上，应尽量抱着婴儿，注意交通安全。

3. 尽量避免在树下活动，以防蚊虫叮咬及树上虫子、鸟粪等掉到幼儿身上。

4. 尽量绕开施工工地，这类地方既有尘土又不安全。

5. 遇到有人带宠物来时，应远离宠物。婴幼儿看到宠物时会兴奋得手舞足蹈，可能会发生宠物意外攻击婴幼儿的行为。

三、随行物品准备

（一）衣物

至少准备两套衣服，其中一套为内衣，以便婴幼儿尿湿后或者出汗后能迅速更换，另一套是备用的外套，以备婴幼儿不小心弄湿或弄脏时更换。

（二）防晒用品

婴幼儿的皮肤稚嫩，冬天外出时可准备润肤油，夏天可使用防晒霜、遮阳帽或者遮阳伞，能挡住强烈的太阳光。此外出行挑选衣物可以看针织密度。针织紧密的衣物防晒效果要优于针织松散的衣物。如果不知道如何鉴别，可以拿着衣服对着阳光，看透不透光。透的光越多说明防晒越差。另外也可以参照衣服标签上的防晒值。在选择遮阳帽时要选择宽檐的，至少要能保护到婴儿的整张脸、耳朵及后颈部。

（三）婴幼儿湿巾、手绢

为婴幼儿更换纸尿裤或者清洁手脚、吐奶时需使用婴幼儿湿巾或手绢。

（四）纸尿裤、尿片

带足够的纸尿裤、尿片，换纸尿裤或尿片后要用婴幼儿湿巾清洁婴幼儿的臀部，如果发现有尿布疹要涂护臀霜。准备密封的塑料袋，用来装脏纸尿裤和脏衣服等。

（五）喜爱的玩具

婴幼儿熟悉的玩具可以在陌生的环境里起到陪伴的作用。当婴幼儿置身于陌生的环境时，这些熟悉的玩具能够发挥神奇的安慰力量，帮助他们适应新环境。而在选择外出玩具时，要考虑玩具材质的安全性，确保玩具对婴幼儿无害；同时考虑便携性，方便在陌生的环境中随时拿出供婴幼儿玩耍，为他们提供持续的陪伴。

（六）护具

准备防蚊液，防止蚊虫叮咬；准备保暖毯子，方便婴幼儿中途睡觉使用。如果婴幼儿刚学会走路，可以准备学步带或者护膝。

（七）饮食

准备足够的奶粉和装有开水的保温壶、水杯，便于冲泡奶粉。婴幼儿断奶以后如外出就餐也可自备餐具等。

四、交通工具准备

（一）婴儿车

婴儿车是一种为婴儿户外活动提供便利而设计的工具车。婴儿车不仅可以免去照护者抱着婴儿的辛劳，还能让婴儿在小车中获得愉快的体验。使用婴儿车要注意以下事项。

1. 6月龄以下的婴儿颈部发育还不完全，颈部对头部的支撑力还不够，因此如果婴儿在车内受到较为剧烈的抖动则十分危险。照护者带婴儿外出时应选择减震好的卧式婴儿车，当道路不平时要把婴儿抱出来，以免躺着颠簸震伤大脑。

2. 在温度较高的环境下，即使婴儿只穿了很少的衣服，坐在婴儿车里仍然会感觉很热，因此照护者要多检查几次，确保婴儿没有中暑。如果婴儿过热，给其减去一些衣物，或者把他抱离婴儿车。

（二）私家车

私家车具有便捷、舒适的特性。私家车具有足够的储物空间，能够存放婴儿车、行李等物品。车辆内部配备的儿童安全座椅，可以确保儿童的安全。2012年，我国强制规定机动车必须配备"机动车儿童乘员用约束系统"，但没有规定婴幼儿必须乘坐安全座椅。中国的照护者大多愿意乘车时自己怀抱着婴幼儿，但实验证明发生车祸时大人是根本无法抱住婴幼儿的，所以婴幼儿乘车使用安全提篮和安全座椅是最安全的选择。

（三）公共汽车

乘坐公共汽车具有便利性，并且可以使婴幼儿的沟通表达能力得到提升，还可以增强婴幼儿的安全防护意识。

第二节　婴幼儿户外照护安全

一、交通安全准备

（一）私家车行车安全

1. 婴幼儿安全座椅

选择私家车外出时，不能简单地将婴幼儿安排在普通成人座椅上，正确的方法是使用儿童安全座椅。常见的儿童安全座椅，按摆放方向分为卧式、后向式、前向式、可转换式。1 岁以下或者体重低于 9kg 的婴儿采用提篮式、后向式汽车安全座椅，2 岁以内的婴幼儿多采用后向汽车安全座椅。前向式汽车安全座椅多适用于 3 岁以上的儿童，使用时需将安全带插入指定的加固狭槽内，与肩齐或比肩略高，保持安全带贴在身上。

2. 行车安全

不能将安全座椅安装在副驾驶座上，因为副驾驶座是车上最危险的位置，特别是婴幼儿活泼好动，容易分散驾驶员的注意力，影响正常驾驶。切记在任何情况下都不能把婴幼儿独自留在密闭的车厢内。

（二）公交车上的安全

在站台或者指定地点依次等车，车停稳后，要先下后上。站点车多，不要让婴幼儿乱跑，不能把手伸到车门附近，以免车门夹手。如果车已开动，不要追车跑，更不能扒车。不要让婴幼儿在公交车上玩耍、跑跳或频繁调换座位，以免跌倒。不要乘坐人多拥挤的公交车，车厢内空气不流通、环境嘈杂，会使婴幼儿感到不安甚至哭闹。

（三）婴幼儿手推车的安全

选择底座较宽、不宜翻倒的婴幼儿手推车。出门前先检查婴幼儿车有没有松脱和破损的部件，重点检查刹车功能，检查是否有婴幼儿可能塞进嘴里的松动物件，确保不存在危及婴幼儿安全的可能性。婴儿车使用时还应注意以下几点：

1. 车架上面玩具要固定好，以免砸伤婴幼儿；不要在把手上悬挂过多物品，以免婴幼儿车向后倾倒。

2. 在停止前进时一定要使用刹车并确保婴幼儿够不到刹车的开关。

3. 注意折叠部分的铰链不要夹住婴幼儿的手指。

4. 当婴幼儿能够独立站起时，尽量不要使用婴儿车，以免摔出车外。

5. 不要让婴幼儿单独留在车内。

二、户外安全看护

（一）环境安全

带婴幼儿在户外玩耍时，先要观察周围环境是否安全，不要把婴幼儿带到有安全隐患的场所，如水池、马路、高台、停车场等。无论何时都不能将婴幼儿交给陌生人照看，也不能将婴幼儿独自留在公共场所游戏，应小心避免接触到有咳嗽、打喷嚏等明显疾病症状的人，注意避免婴幼儿捡东西吃或把东西塞进鼻孔里，过马路、上下车、乘坐电梯时一定要领着走或抱起婴幼儿，不要让婴幼儿接近可能对他造成伤害的小动物。另外，还要防止出现婴幼儿走失、中暑等情况。

（二）活动安全

户外活动前注意检查安全风险，如活动设备、设施及活动场所的安全性，避免在具有意外伤害（如跌落、溺水）潜在风险的场所活动，如车道、车库或车旁、池塘或河沟边等玩耍。做好防虫叮咬和意外伤害的安全防护准备。

第三节 婴幼儿户外活动选择

一、婴幼儿日光浴

日光浴是利用日光照射人体皮肤，产生一系列生理反应，从而增强机体抵抗力的一种锻炼方法（图6-1）。

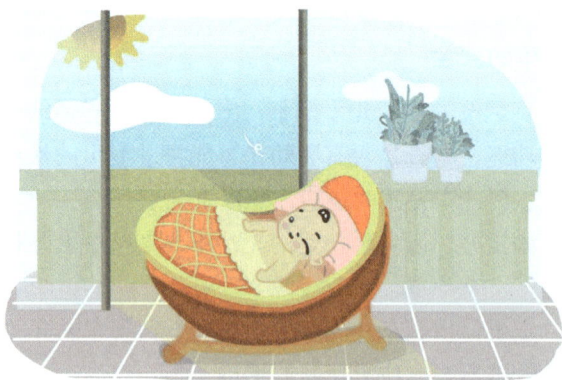

图6-1 日光浴

（一）日光浴对婴幼儿的益处

1.户外日光浴婴幼儿带来热量，可以促进血液循环和新陈代谢，还可以杀菌和增强抵抗力。

2.促进皮肤合成维生素 D，预防佝偻病。

3.使婴幼儿感受到大自然的温暖，让婴幼儿产生积极、稳定的情绪。

4.使婴幼儿吃得好，睡得好。可以满足婴幼儿手脚想自由活动的欲望，有利于婴幼儿的健康发展。

（二）婴幼儿日光浴户外照护的准备

1.环境准备

晴天户外，要求安全温度、湿度适宜，提前观看天气预报，了解天气情况，选择有太阳的时候。夏季不可暴晒，以免阳光灼伤婴幼儿皮肤；冬季仍可坚持，可选阳光充足的中午进行。

2.物品准备

温湿度计、隔背巾、防潮垫子、笔、记事本、免洗消毒液、帽子、墨镜、玩具。

3.人员准备

家长具备帮助婴幼儿进行日光浴的理论知识和操作技能。观察婴幼儿情况，婴幼儿生病时或湿疹严重时不宜进行日光浴。

（三）日光浴的实施步骤

1.当户外温度达到 20℃左右时，带婴幼儿到户外进行日光浴。日光浴必须慢慢来，从每次户外 2～3 分钟开始，逐渐增加时间。

2.要避免头部和眼睛被阳光照射，不会走路的婴儿可以放到爬垫上进行。开始几天，可以先晒晒婴幼儿的手脚；4～5 天后，可将裤腿、袖子卷起来，晒到膝盖和手肘；再过 4～5 天，可晒到大腿和大手臂，照射顺序为：脚腕—膝盖—下腹部—胸部—全身及背部。

（四）日光浴的时间安排

开始每次 2～3 分钟，每隔 2 天增加 1 分钟，逐渐加长，每次照射时间不超过 20 分钟。春秋季上午 10～12 时，夏季以上午 8～10 时，下午 4～5 时为宜。夏日要防止中暑，冬天要防止感冒。

（五）日光浴的注意事项

1.日光浴时注意婴幼儿安全。观察婴幼儿情况，如果皮肤、面部、呼吸等出现不良反应，表现出虚弱、烦躁等症状，应停止日光浴，让婴幼儿到室内休息，补充糖盐水，并加以观察。

2.避免婴幼儿着凉。可以先在室内打开窗户做日光浴，然后逐步过渡到室外。

3.阳光不可直射婴幼儿头部，可为婴幼儿戴遮阳帽来保护头和眼睛不被阳光直射。

4.选择合适的日光浴时间。夏季不可暴晒，冬季仍可坚持，可选阳光充足的中午在室内或向阳避风处进行。

5. 日光浴后要及时擦汗、洗澡、换衣服，还要及时补充水分，可喂凉白开水或者稀释的果汁。

6. 婴幼儿生病时或湿疹严重时不宜日光浴。

7. 空腹及早餐后 1 小时不宜进行，日光浴后不宜立即进食。

二、婴幼儿空气浴

婴幼儿空气浴（图 6-2）主要利用气温和人体皮肤表面温度之间的差异形成刺激，达到锻炼的效果。气温、气压、气湿、气流、负氧离子等因素直接刺激婴幼儿的皮肤，能提高婴幼儿中枢神经系统的兴奋性和灵活性，改善神经系统对体温的调节功能，促进机体新陈代谢，增强机体对外界环境的适应性。

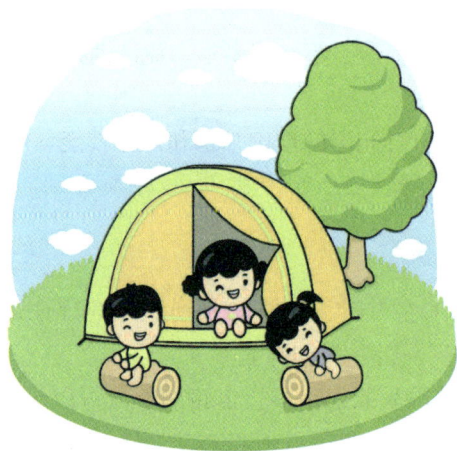

图 6-2　空气浴

（一）空气浴对婴幼儿的益处

1. 能使婴幼儿的呼吸变得慢而深，增强呼吸功能，降低呼吸道疾病的发病率。

2. 利用空气和皮肤温度之间的差异刺激，加强体温中枢的调节活动，使皮肤血管收缩，减少皮肤血流量及汗腺分泌，提高肌肉的兴奋性与收缩能力。

3. 婴幼儿通过与室外新鲜空气充分接触，提高对外界环境和温度变化的适应能力。

4. 空气中负离子可对大脑产生良好的刺激作用，使婴幼儿精神舒畅，从而改善其食欲和睡眠状况。

5. 经外界冷空气的刺激，机体内脏温度相应升高，血液循环增加，可以有效改善各脏器的功能。

6. 新鲜空气可促进婴幼儿的组织代谢，增强血液循环和神经系统的调节功能。

（二）婴幼儿空气浴户外照护的准备

1. 环境准备

安全、宽敞、明亮的空地。

2. 物品准备

隔背巾、马甲、开衫、温湿度计、笔、记事本、免洗消毒液、玩具、水壶。

3. 人员准备

家长需具备帮助婴幼儿进行空气浴的理论知识和操作技能。空气浴前充分、合理、科学的准备活动能帮助婴幼儿提高神经肌肉的兴奋性，有效防止运动损伤。家长可针对婴幼儿容易受冻的部位，如手足、耳朵、脸颊，做 5 ～ 10 分钟按摩，通过按摩来增强婴幼儿头部的血液循环，同时辅以一些活动手脚的游戏。

（三）空气浴的实施步骤

1. 进行空气浴的场所

空气浴要在空气新鲜的场所进行，一般可在公园、绿地、露台海滨等环境。

2. 空气浴的场所更换

先在室内进行空气浴，然后再到室外。

（1）在室内开窗进行空气浴，让婴幼儿呼吸室外空气 3 ～ 5 分钟。等婴幼儿在室内适应室外空气之后再转移到室外。婴儿满月后，每当婴儿换尿布或衣服时，不要急于给婴儿穿衣服，而先让婴儿身体的一部分在冷空气中裸露一两分钟，让其皮肤逐渐适应空气浴。

（2）室外场所宜有绿色植物，路面宜平坦。初次空气浴室外温度以 25℃ 左右为宜，带着婴幼儿在活动地的周围散散步。这样婴幼儿既可以适应一下新环境，也扩展了生活范围。空气浴时应注意安全。

（四）空气浴的时间安排

室外空气浴进行的时间宜由短到长。开始进行空气浴的时间宜 3 ～ 5 分钟，然后逐渐延长到 10 分钟左右，再延长到 15 分钟左右。其时间可随着婴幼儿的月龄和年龄的增加而适当延长。婴儿满 2 个月后，可以在早晚更衣或午睡后换尿布时或洗澡后进行空气浴。

（五）空气浴的注意事项

1. 空气浴中，注意观察婴幼儿的情况

如易出汗的婴幼儿提前隔背，活动量大的婴幼儿视情况调整外套，婴幼儿剧烈运动后注意补充水分、及时擦汗。如有怕冷等不良身体反应，应及时停止，带婴幼儿回室内休息，注意保暖。

2. 婴幼儿对温差的适应有一个过程

空气浴最好从夏季开始，逐渐过渡到冬季。查询天气预报，选择适宜天气，大雾、大风、寒冷等天气时不要勉强进行空气浴。观察室内和室外温度。准备好马甲、隔背巾、水

壶等。

3. 空气浴适合任何年龄阶段的婴幼儿

每次进行空气浴的时间，应因人、因地、因时灵活掌握，以不发生寒战为原则。

4. 冬天进行空气浴的要点

在冬天，婴儿做空气浴的时候的室内温度最好保持在 18～22℃，以免婴儿受冻生病。随着婴儿的成长，空气浴的室内温度也可以逐渐降低。3 岁左右的婴儿，空气浴室内温度可降低到 16℃左右。

（六）婴幼儿日光浴、空气浴的锻炼原则

1. 二浴锻炼要从小开始，持之以恒

婴幼儿对外界的刺激还未形成牢固的习惯，改变外界环境，一般都能很快适应，而习惯养成则很难改变。

2. 二浴锻炼要循序渐进

锻炼初期，时间要短，强度要小。

三、其他户外活动

1. 幼儿 2 岁时可进行简单的跑跳、拍球和双脚跳活动，3 岁时可选择跳绳、单脚跳和蹦床等。除此以外，父母们还可以选择一些可以培养他们运动能力的活动，比如舞蹈、独木桥和一些跑跳游戏。父母们要经常鼓励幼儿活动起来，支持他们的运动意愿，为他们选择丰富的项目，这样才能让幼儿的心肺功能得到加强，有助于增强幼儿的体质。

2. 依据年龄、平时习惯、发育情况、体质、运动素质、营养状况，可选择不同的运动项目和计划。根据婴幼儿的爱好和家庭条件来选择和制订计划，如跑跳游戏、球类运动、游泳、体操和传统功夫等。

实训六　婴幼儿日光浴

情景案例

1 岁的天天近日来出现睡眠中多汗、不安，日常多烦躁、爱哭闹，去医院检查诊断为维生素 D 缺乏，医生建议多晒太阳。

请问托育从业者应该如何进行日光浴锻炼?

【目的】

1. 促进婴幼儿完成日光浴锻炼。

2. 促进皮肤合成维生素 D，预防佝偻病。

【评估】

1. 观察婴幼儿的身体情况，有无不适，并对婴幼儿整体情况做出评估。

2. 观察婴幼儿情绪是否稳定，评估其在操作中的配合度。

3. 询问婴幼儿日常在家的生活情况和感冒情况，评估家长的养育行为是否对婴幼儿的健康造成影响。

4. 对环境情况进行评估，温度、湿度是否适宜，周围是否安全。

5. 查看物品准备是否适当、齐全。

【计划】

1. 自身准备

着装整洁，未佩戴首饰，具备帮助婴幼儿进行日光浴的理论知识和操作技能，并能指导家长。

2. 婴幼儿准备

情绪平稳，能够配合操作。

3. 用物准备

婴幼儿仿真模型、温湿度计、隔背巾、防潮垫子、笔、记事本、免洗消毒液、帽子、墨镜、玩具。

4. 环境准备

晴天户外，安全，舒适，温、湿度适宜。

【操作步骤】

1. 天气观察

提前观看天气预报，了解天气情况，选择有太阳的时候。夏季不可暴晒，以免阳光灼伤婴幼儿皮肤；冬季仍可坚持，可选阳光充足的中午进行。

2. 日光浴的具体操作

观察婴幼儿的情况，婴幼儿生病时或湿疹严重时不宜进行日光浴。准备好日光浴的物品。当户外温度达到 20℃ 左右时，带婴幼儿到户外进行日光浴，要避免头部和眼睛被阳光照射，不会走路的婴儿可以放到爬垫上进行。开始几天，可以先晒晒婴幼儿的手脚；4～5 天后，可将裤腿、袖子卷起来，晒到膝盖和手肘；再过 4～5 天，可晒到大腿和大手臂。

3. 日光浴的时间

婴幼儿日光浴的时间以 20～30 分钟为宜。夏日要防止中暑，冬天要防止感冒。

4. 整理用品，洗手，记录

日光浴结束后，整理用品，洗手，记录。

【评价】

1. 操作规范，动作熟练。

2. 能正确对婴幼儿进行日光浴锻炼。

3. 态度和蔼，操作过程中动作轻柔，关爱婴幼儿。

4.与婴幼儿沟通有效，取得合作。

【注意事项】

1.日光浴时注意婴幼儿的安全。观察婴幼儿的情况，如果皮肤、面部、呼吸等出现不良反应，应停止日光浴。

2.日光浴后要及时擦汗、洗澡、换衣服，还要及时补充水分。

实训七　婴幼儿空气浴

情景案例

3岁的典典整天都待在家里或者教室、照护所里，不喜欢出门玩耍。因出汗较少，身体适应能力较差，易感冒。为改善这种情况，托育从业者决定带典典和其他幼儿一起去户外活动，进行空气浴锻炼。

请问托育从业者应该如何进行空气浴锻炼？

【目的】

1.促进婴幼儿完成空气浴锻炼。

2 增强婴幼儿呼吸功能，提高婴幼儿对外界环境和温度变化的适应能力。

【评估】

1.观察被照护者生命体征、意识状态。观察被照护者情况，有无哭闹、情绪紧张等。

2.评估环境情况，是否干净、整洁、安全及温、湿度适宜。

3.评估托育从业者的情况，要求托育从业者着装整洁，取下首饰，剪短指甲，洗净双手。

4.评估照护物品，是否齐全。

【计划】

1.自身准备

着装整洁，未佩戴首饰，具备帮助婴幼儿进行空气浴的理论知识和操作技能，并能指导家长。

2.婴幼儿准备

情绪平稳，能够配合操作。

3.用物准备

隔背巾、马甲、开衫、温湿度计、笔、记事本、免洗消毒液、玩具、水壶。

4.环境准备

宽敞明亮空地，安全，舒适，温、湿度适宜。

【操作步骤】

1. 操作前准备

婴幼儿对温差的适应有一个过程。空气浴最好从夏季开始，逐渐过渡到冬季。查询天气预报，选择适宜天气，大雾、大风、寒冷等天气时不要勉强进行空气浴。观察室内和室外温度。准备好马甲、隔背巾、水壶等。

2. 室内空气浴

先在室内进行空气浴，然后再到室外。先在室内开窗进行空气浴，让婴幼儿呼吸室外空气 3～5 分钟。

3. 室外空气浴

等婴幼儿在室内适应室外空气之后再转移到室外。室外场所宜有绿色植物，路面宜平坦。初次空气浴室外温度以 25℃左右为宜，带着婴幼儿在活动地的周围散散步。这样婴幼儿既可以适应一下新环境，也扩展了生活范围。空气浴时注意安全。

4. 空气浴的时间

室外空气浴进行的时间宜由短到长。开始进行空气浴的时间宜 3～5 分钟，然后逐渐延长到 10 分钟左右，再延长到 15 分钟左右。其时间可随着婴幼儿的月龄和年龄的增加而适当延长。

5. 整理用品，洗手，记录

空气浴结束后，整理用品，洗手，记录。

【评价】

1. 操作规范，动作熟练。

2. 能正确对婴幼儿进行空气浴锻炼。

3. 态度和蔼，操作过程中动作轻柔，关爱婴幼儿。

4. 与婴幼儿沟通有效，取得合作。

【注意事项】

1. 空气浴时注意观察婴幼儿的情况。易出汗的婴幼儿提前隔背，活动量大的婴幼儿视情况调整外套。

2. 婴幼儿剧烈运动后注意补充水分，及时擦汗。如有怕冷等不良身体反应，应及时停止，带婴幼儿回室内休息，注意保暖。

思考题

一、单选题

1. 婴幼儿户外活动的场所不可选择为（　　　）。

　　A. 居住所在地的物业小区　　　　　　B. 户外活动的公园

　　C. 儿童游乐场　　　　　　　　　　　D. 办公大楼

2. 婴儿进行日光浴的作用不包括（　　　）。

　　A. 增强抗病能力　　　　　　　　　　B. 利于婴儿健康成长

　　C. 增强对数字的辨别能力　　　　　　D. 预防佝偻病

二、多选题

1. 婴幼儿户外随行物品准备包括（　　　）。

　　A. 婴幼儿喜欢的玩具　　　　　　　　B. 饮食

　　C. 纸尿裤　　　　　　　　　　　　　D. 防晒用品

2. 日光浴的注意事项包括什么？（　　　）

　　A. 可直接进行室外日光浴　　　　　　B. 日光浴时注意婴幼儿的安全

　　C. 阳光不可直射婴幼儿头部　　　　　D. 选择合适的日光浴时间

三、简答题

1. 请你按照季节变化，设计一套适合 1 岁半婴儿进行日光浴的户外活动方案，包括时间、地点、着装、携带用品等内容。

2. 你计划带领一个 1 岁半的婴儿在公园进行户外活动，请你从保障婴儿安全和创造良好活动氛围两个方面，提出至少 5 条应注意的事项。

参考答案

一、单选题

1. D　2. C

二、多选题

1. ABCD　2. BCD

三、简答题

1. 略。

2. 空气浴注意事项：①观察婴幼儿的反应：注意婴幼儿是否易出汗、活动量大小，并据此调整穿着，剧烈运动后要及时补充水分。②温差适应：空气浴应从夏季开始，逐渐过渡到冬季，避免在恶劣天气下进行。③时间掌握：虽然空气浴适用于任何年龄阶段的婴幼儿，但要注意，灵活掌握时间，避免引起寒战。④冬天特别注意：保持室内温度在 18 ~ 22℃，随着婴儿的成长可适当降低温度。

日光浴注意事项：①确保安全：密切观察婴幼儿的反应，如出现不良反应，应立即停止日光浴。②防止着凉：开始时可在室外打开窗户进行，逐步过渡到室外。③避免阳光直射头部：为婴幼儿戴上遮阳帽以保护头部和眼睛。④选择合适的时间：夏季避免暴晒，冬季选择阳光充足的时段。⑤日光浴后的处理：及时擦汗、洗澡、换衣，并补充水分。⑥疾病或湿疹时避免：生病或湿疹严重时不宜进行日光浴。⑦饮食安排：空腹及早餐后 1 小时不宜进行日光浴，且日光浴后不宜立即进食。

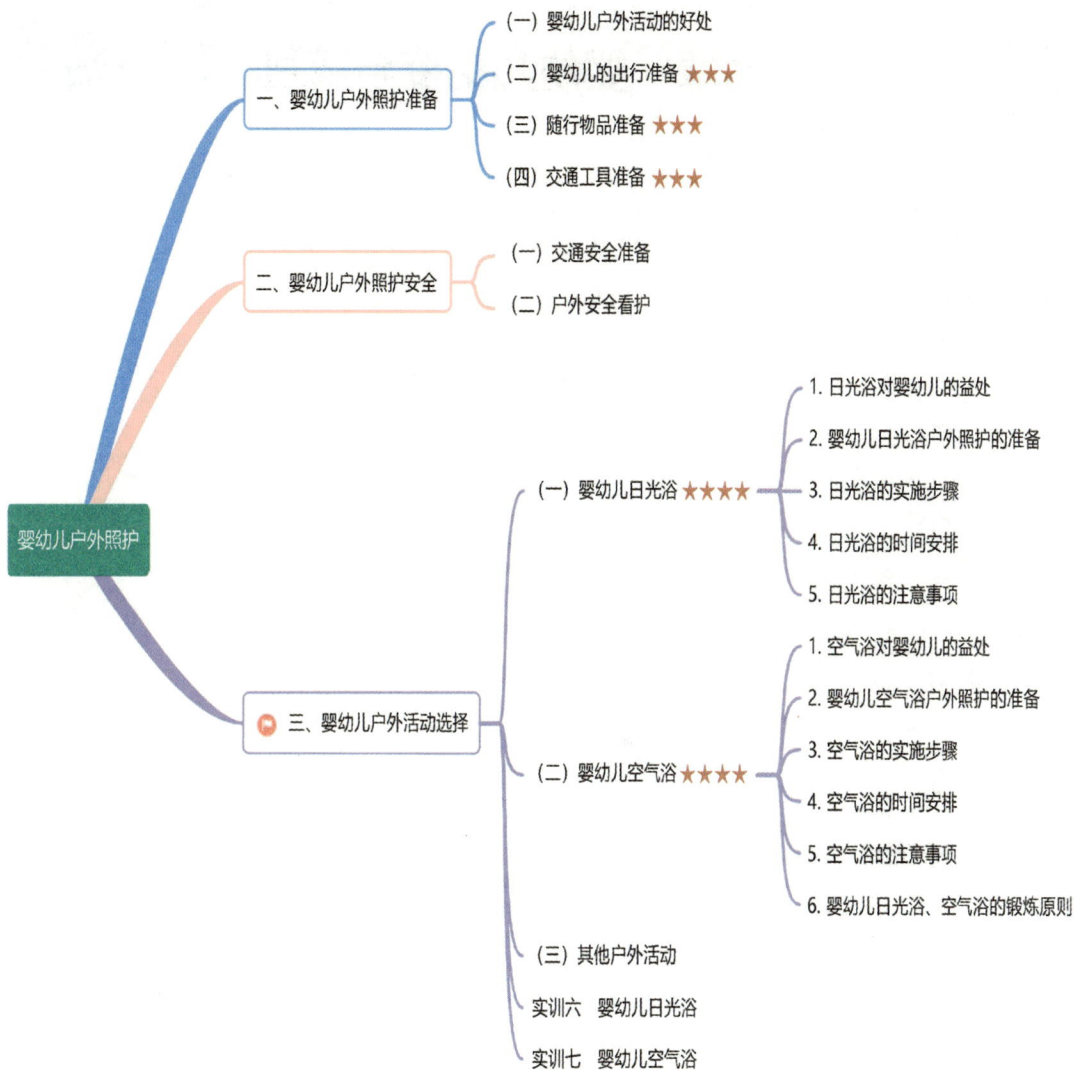

婴幼儿户外照护

一、婴幼儿户外照护准备
- (一) 婴幼儿户外活动的好处
- (二) 婴幼儿的出行准备 ★★★
- (三) 随行物品准备 ★★★
- (四) 交通工具准备 ★★★

二、婴幼儿户外照护安全
- (一) 交通安全准备
- (二) 户外安全看护

三、婴幼儿户外活动选择
- (一) 婴幼儿日光浴 ★★★★
  - 1. 日光浴对婴幼儿的益处
  - 2. 婴幼儿日光浴户外照护的准备
  - 3. 日光浴的实施步骤
  - 4. 日光浴的时间安排
  - 5. 日光浴的注意事项
- (二) 婴幼儿空气浴 ★★★★
  - 1. 空气浴对婴幼儿的益处
  - 2. 婴幼儿空气浴户外照护的准备
  - 3. 空气浴的实施步骤
  - 4. 空气浴的时间安排
  - 5. 空气浴的注意事项
  - 6. 婴幼儿日光浴、空气浴的锻炼原则
- (三) 其他户外活动
- 实训六 婴幼儿日光浴
- 实训七 婴幼儿空气浴

第七章 婴幼儿免疫与规划

案例导入

依依，幼女，早产儿，1月龄，由家长带领进行预防接种。

请思考：

1. 为什么要按照国家免疫计划进行接种呢？

2. 依依现在可以打的疫苗有什么？

儿童计划免疫是根据免疫学原理、儿童免疫特点和传染病疫情的情况制定的免疫程序，是有计划、有目的地将生物制品接种到儿童体中，以确保其获得可靠的抵抗疾病的能力，从而达到预防、控制乃至消灭相应传染病的目的。预防接种是计划免疫的核心。

一、婴幼儿免疫的内容与程序

目前，国家卫生健康委员会要求，通过相应疫苗的接种，做好15种传染病的预防。它们是乙型肝炎、结核病、脊髓灰质炎、百日咳、白喉、破伤风、麻疹、甲型肝炎、流行性脑脊髓膜炎、流行性乙型脑炎、风疹、流行性腮腺炎、流行性出血热、炭疽和钩端螺旋体病。具体情况可参考表7-1。

表 7-1 婴幼儿计划免疫程序

疫苗	接种对象月（年）龄	接种剂次	接种部位	接种途径	接种剂量/剂次	备注
乙肝疫苗	0、1、6月龄	3	上臂三角肌	肌内注射	酵母苗 5μg/0.5mL；CHO 苗 10μg/mL、20μg/mL	出生后 24 小时内接种第 1 剂次，第 1、2 剂次间隔 ≥ 28 天
卡介苗	出生时	1	上臂三角肌中部略下处	皮内注射	0.1mL	
脊髓灰质炎疫苗	2、3、4月龄，4周岁	4		口服	1 粒	第 1、2、3 剂次间隔均 ≥ 28 天。第 1 剂可用脊髓灰质炎灭活疫苗注射
百白破疫苗	3、4、5月龄，18 ～ 24 月龄	4	上臂三角肌	肌内注射	0.5mL	第 1、2 剂次，第 2、3 剂次，间隔均 ≥ 28 天
白破疫苗	6周岁	1	上臂三角肌	肌内注射	0.5mL	
麻风疫苗（麻疹疫苗）	8月龄	1	上臂外侧三角肌下缘附着处	皮下注射	0.5mL	8 月龄接种 1 剂次麻风疫苗，麻风疫苗不足部分使用麻疹疫苗
麻腮风疫苗（麻腮疫苗、麻疹疫苗）	18 ～ 24 月龄	1	上臂外侧三角肌下缘附着处	皮下注射	0.5mL	18 ～ 24 月龄接种 1 剂次麻腮风疫苗，麻腮风疫苗不足部分使用麻腮疫苗替代，麻腮疫苗不足部分使用麻疹疫苗替代
乙脑减毒活疫苗	8月龄，2周岁	2	上臂外侧三角肌下缘附着处	皮下注射	0.5mL	
乙脑灭活疫苗	8月龄（2剂次），2周岁，6周岁	4	上臂外侧三角肌下缘附着处	皮下注射	0.5mL	第 1、2 剂次间隔 7 ～ 10 天
A 群流脑疫苗	6 ～ 18 月龄	2	上臂外侧三角肌下缘附着处	皮下注射	30μg/0.5mL	第 1、2 剂次间隔 3 个月
A+C 流脑疫苗	3周岁、6周岁	2	上臂外侧三角肌下缘附着处	皮下注射	100μg/0.5mL	2 剂次间隔 ≥ 3 年；第 1 剂次与 A 群流脑疫苗第 2 剂次间隔 ≥ 12 个月
甲肝减毒疫苗	18月龄	1	上臂外侧三角肌下缘附着处	皮下注射	1mL	
甲肝灭活疫苗	18月龄，24 ～ 30 月龄	2	上臂三角肌	皮下注射	0.5mL	2 剂次间隔 ≥ 6 个月

（一）乙肝疫苗

乙肝疫苗属于基因工程疫苗。这种疫苗是使用现代生物技术，把可以激发人体产生免疫力的乙肝病毒基因插入到载体中，然后注入人体，以预防乙肝。其接种的禁忌对象有乙肝病毒携带者、对疫苗中任何成分过敏者、神经系统疾病者、重度营养不良者、先天性免疫功能缺陷者及正在应用免疫抑制剂治疗者。现正在发热、患有急性或慢性严重疾病（如活动性肝炎、活动性肺结核、严重心身疾病等）及其痊愈不足 2 周者，建议推迟接种。乙肝疫苗很少引起不良反应，个别儿童可有低热或局部轻度红肿、疼痛，一般不必处理。

（二）卡介苗

卡介苗系减毒活疫苗。所谓的减毒活疫苗，就是用人工定向变异或从自然界中筛选所获得的毒力高度减弱的病原微生物。其接种的禁忌对象为患有结核病、急性传染病、肾炎、心脏病、湿疹、免疫缺陷病或其他皮肤疾病者。卡介苗接种后，2 周左右可出现局部红肿，6 ～ 8 周显现结核菌素试验阳性，8 ～ 12 周后结痂。如出现化脓，形成小溃疡，腋下淋巴结肿大，可局部处理以防感染扩散。

（三）脊髓灰质炎疫苗

该疫苗属于减毒活疫苗。目前，部分省份第一剂次采用脊髓灰质炎灭活疫苗注射。接种禁忌：患有免疫缺陷性疾病或正在接受免疫抑制剂治疗者，对牛奶及乳制品过敏者，凡有发热、腹泻及急性传染病者暂缓接种。脊髓灰质炎疫苗接种后，极少婴儿可出现低热、恶心、呕吐、腹泻、皮疹，但能自愈。

（四）无细胞百白破疫苗及白破疫苗

无细胞百白破疫苗由无细胞百日咳疫苗（系灭活疫苗）、精制白喉类毒素和精制破伤风类毒素组成。所谓的灭活疫苗，是利用物理或化学的方法将细菌、病毒的培养物灭活而制成的。而类毒素是将细菌的外毒素脱毒提纯而得的。接种禁忌：患有神经系统疾病、癫痫或有抽搐史者，有明确过敏史者，急性传染病（包括恢复期）、发热者暂缓接种。接种百白破疫苗后，局部可出现红肿、疼痛，伴或不伴有低热、疲倦等，偶见过敏性皮疹、血管性水肿。若全身反应严重者，应及时就诊。白破疫苗的禁忌证及不良反应可参见百白破疫苗。

（五）麻疹疫苗及麻腮风疫苗

二者均为减毒活疫苗。接种禁忌对象：先天性免疫功能缺陷及免疫力低下者，如接受大剂量皮质激素治疗者；有过敏史者，如已知对该疫苗所含任何成分过敏者；曾患过敏性喉头水肿、过敏性休克、过敏性紫癜、血小板减少性紫癜等严重过敏性疾病者；正在患有严重器官疾病，尤其是处于活动期的疾病；曾患或正患多发性神经炎、格林－巴利综合征、急性播散性脑脊髓炎、脑病、癫痫等严重神经系统疾病，或其他进行性神经系统疾病；急性感染性疾病，正在发热者。疫苗接种后，局部一般无反应，少数儿童可在 6 ～ 11 日内出现一过性发热及卡他症状，产生轻微麻疹，或伴有耳后及枕后淋巴结肿大，2 ～ 3 天内可自行消退，必要时对症处理。

（六）乙脑疫苗

该疫苗有减毒活疫苗和灭活疫苗两种剂型。接种禁忌对象：发热及中耳炎、急性传染病、严重慢性疾病、脑及神经系统疾病、免疫系统功能缺陷或正在使用免疫抑制剂治疗、过敏性疾病者。疫苗接种后，一般无不良反应。少数人出现局部红肿、疼痛，偶见低热和过敏性皮疹。

（七）流脑疫苗

该疫苗属于组分疫苗。这种疫苗是先培养病毒，然后使用生物化学方法提取疫苗所需的有效成分。接种禁忌对象：神经系统疾病及精神病者，如癫痫、癔症、脑炎后遗症、抽搐者或有上述病史者；有过敏史者；有严重疾病者，如肾脏病、心脏病等；急性传染病及发热者。疫苗接种后，一般无严重的局部反应和全身反应。个别儿童出现局部红晕、轻微疼痛，低热；偶有过敏反应。一般自行恢复，必要时可对症处理。

（八）甲肝疫苗

该疫苗有减毒活疫苗和灭活疫苗两种剂型。接种禁忌对象：发热、急性传染病（包括恢复期）、严重疾病、免疫缺陷或正在接受免疫抑制剂治疗及过敏体质者。接种疫苗后，大多数儿童没有不良反应。少数儿童可能出现局部疼痛、红肿，头痛、疲劳、发热、恶心和食欲下降，偶见皮疹。一般可自行缓解，不需特殊处理，必要时可对症处理。

二、接种部位

疫苗接种途径通常为口服、肌内注射、皮下注射和皮内注射。注射部位通常为上臂外侧三角肌处和大腿前外侧中部。当多种疫苗同时注射接种（包括肌内、皮下和皮内注射）时，可在左右上臂、左右大腿分别接种，卡介苗选择上臂。

知识拓展

免疫规划动态

2022 年，我国对流感疫苗接种策略进行了调整，将 6 个月至 3 周岁婴幼儿纳入接种建议人群。流感可能导致婴幼儿出现严重呼吸道感染，接种疫苗则可有效预防。

此外，疫苗种类不断丰富。例如轮状病毒疫苗可预防婴幼儿轮状病毒感染引发的腹泻；手足口病疫苗能有效预防手足口病，尤其对高危人群效果显著；肺炎球菌疫苗可预防婴幼儿肺炎球菌引发的肺炎、脑膜炎等严重感染。

目前，这些新疫苗的接种时间表仍在研究制定中，尚未纳入现行免疫规划，但预计未来将逐步推广应用。随着科技的进步，更多的新型疫苗将不断问世，免疫规划也将持续优化更新。让我们共同关注婴幼儿健康，为实现"健康中国 2030"及"2030 年免疫议程"的重大目标而努力。

思考题

一、单选题

1. 乙肝疫苗的接种剂次（　　）。

　　A. 1 次　　　　　B. 2 次　　　　　C. 3 次　　　　　　　　D. 4 次

2. 婴幼儿接种的疫苗不包括（　　）。

　　A. 卡介苗　　　B. 百白破疫苗　C. 甲肝灭活疫苗　　　D. 九价疫苗

二、简答题

1. 请简述乙肝疫苗的接种时间和注意事项。

2. 张宝宝，男，5 个月大。上个月接种了第一针百白破联合疫苗。最近患上呼吸道感染，并发高烧 39°C。张妈妈想知道这个月该不该按原计划带宝宝去打第二针疫苗。

请分析该案例，并提出您的建议。

参考答案

一、单选题

1. C　2. D

二、简答题

1. 乙肝疫苗的接种时间：0、1、6 月龄。

乙肝疫苗的接种注意事项：①饮食：接种乙肝疫苗后，应避免辛辣、油腻和生冷食物，选择清淡易消化的食物。②运动：接种后避免剧烈运动，减少不适风险。③作息：保持规律作息、充足睡眠，以增强免疫。④过敏：对疫苗过敏者不宜接种。⑤其他：接种后暂不洗澡，不与其他疫苗同打，遵循接种剂次与间隔建议。⑥不良反应：轻微反应正常，严重或过敏反应需就医。

2. 不应该按照原计划带宝宝去打疫苗，发热者暂缓接种。

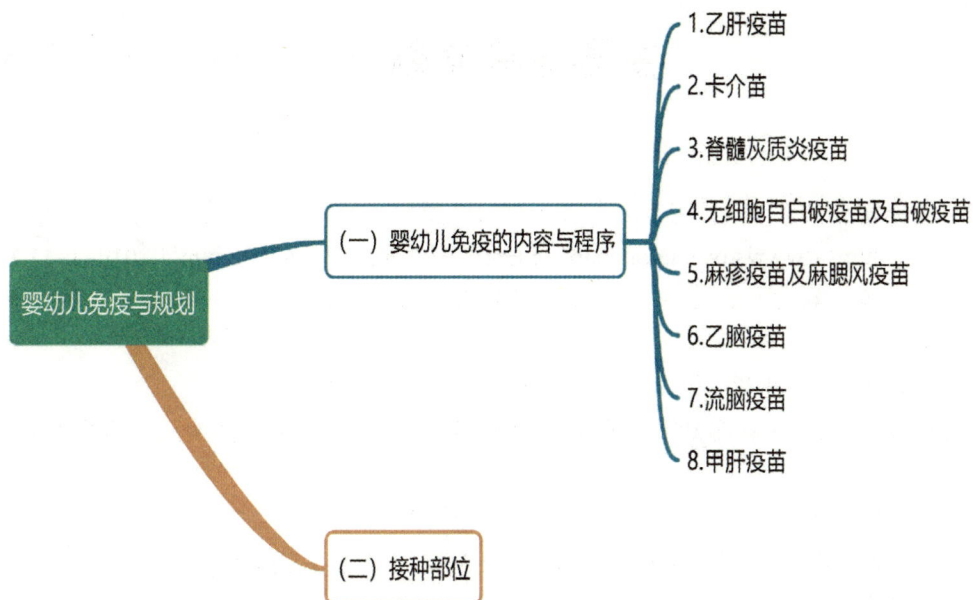

婴幼儿免疫与规划

（一）婴幼儿免疫的内容与程序
- 1.乙肝疫苗
- 2.卡介苗
- 3.脊髓灰质炎疫苗
- 4.无细胞百白破疫苗及白破疫苗
- 5.麻疹疫苗及麻腮风疫苗
- 6.乙脑疫苗
- 7.流脑疫苗
- 8.甲肝疫苗

（二）接种部位

主要参考文献

［1］国务院办公厅.国务院办公厅关于促进 3 岁以下婴幼儿照护服务发展的指导意见.［EB/OL］.https://www.gov.cn/gongbao/content/2019/content_5392295.htm.（2019-4-17）.

［2］陈宝英，刘宏，王书荃，等.新生儿幼儿护理养育指南［M］.北京：中国妇女出版社，2018.

［3］黎海芪.实用儿童保健学［M］.北京：人民卫生出版社，2016.

［4］鲍秀兰.0～3 岁婴幼儿早期教育和早期干预［M］.北京：人民卫生出版社，2022.

［5］崔玉涛.崔玉涛育儿百科［M］.北京：中信出版社，2019.

［6］李小寒，尚少梅.基础护理学［M］.第 7 版.北京：人民卫生出版社，2022.

［7］段红梅.儿科护理学［M］.第 2 版.北京：人民卫生出版社，2016.